Kliniktaschenbücher

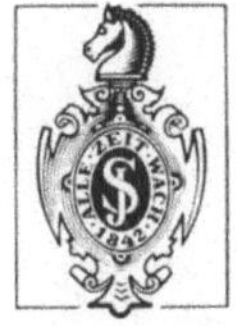

Hubert Kretschmer

Bandscheiben-leiden

Diagnose und Therapie

Mit 35 Abbildungen

Springer-Verlag
Berlin Heidelberg New York
London Paris Tokyo

Professor Dr. med. H. KRETSCHMER
Chefarzt der Neurochirurgischen Abteilung
des Knappschaftskrankenhauses
Dorstener Straße 151
D-4350 Recklinghausen

ISBN-13: 978-3-540-50776-5   e-ISBN-13: 978-3-642-95586-0
DOI: 10.1007/978-3-642-95586-0

CIP-Titelaufnahme der Deutschen Bibliothek
Kretschmer, Hubert: Bandscheibenleiden : Diagnose und Therapie
Hubert Kretschmer. - Berlin ; Heidelberg ; New York ; London ; Paris ;
Tokyo : Springer, 1989 (Kliniktaschenbücher)

Gesamtherstellung: Appl, Wemding
2122/3130-543210 - Gedruckt auf säurefreiem Papier

Vorwort

Bandscheibenbedingte Erkrankungen spielen in der Morbiditätsstatistik unserer Bevölkerung eine große Rolle; so beruhen etwa 20% aller krankheitsbedingten Arbeitsausfälle und 50% aller vorzeitigen Rentenanträge auf Leiden dieses Formenkreises. Dies macht deutlich, daß die sozialmedizinische Bedeutung des Bandscheibenleidens kaum überschätzt werden kann.

In diesem Kompendium werden die bandscheibenbedingten und nahe verwandten Erkrankungen in topographischer Gliederung dargestellt sowie Hinweise für das diagnostische Vorgehen, differentialdiagnostische Überlegungen und die Therapie gegeben. Besonderer Wert wurde auf die Darstellung der Indikationen zu den modernen instrumentell-diagnostischen Verfahren gelegt (röntgenologische Kontrastmitteldiagnostik, Computertomographie, Kernspintomographie). Bei der Therapie werden neben den bewährten konservativen Methoden auch die modernen operativen Verfahren und ihre Alternativen (z. B. die Chemonukleolyse) dargestellt.

Zur Illustration des Textes wurden einige schematische Darstellungen und typische neuroradiologische Befunde ausgewählt. Für die Überlassung des Bildmaterials danke ich den Herren Prof. Dr. Lange (Radiologische Abteilung des Knappschaftskrankenhauses Recklinghausen) und Prof. Dr. Kühne (Radiologische Abteilung des Alfried-Krupp-von-Bohlen-und-Halbach-Krankenhauses Essen) sehr herzlich. Für den speziell Interessierten wurde eine begrenzte Auswahl weiterführender Literatur zusammengestellt.

Recklinghausen   H. KRETSCHMER

Inhaltsverzeichnis

VIII

1 Einführung

1.1 Allgemeine Vorbemerkungen

Unter dem Terminus „Bandscheibenleiden" werden häufig viele Erscheinungsformen degenerativer Erkrankungen oder angeborener Anomalien der Wirbelsäule subsummiert. Ätio-pathogenetisch ist zwar die eigentliche degenerative Bandscheibenerkrankung von den knöchernen Veränderungen der Wirbelsäule (Osteochondrose, Spondylosis deformans, Spondylarthrose) abzugrenzen, doch die engen topographischen Beziehungen zwischen Bandscheiben, Wirbeln, Foramina intervertebralia und Bandapparat einerseits und Rückenmark und Nervenwurzeln andererseits kann zu wechselseitiger Beeinflussung und Vermischung der Symptomatik führen. Auch beim Fehlen eines eigentlichen Bandscheibenvorfalls können degenerative Veränderungen an der Wirbelsäule, insbesondere Osteochondrose und Spondylosis deformans, zur Raumbeengung im Spinalkanal oder Foramina intervertebralia und progredienter neurologischer Symptomatik an Nervenwurzeln und Rückenmark führen.

Spondylose und Osteochondrose sind altersbedingte degenerative Veränderungen, deren röntgenologischer Nachweis beim Fehlen klinischer Symptome allein noch keinen Krankheitswert besitzt.

Das Bandscheibenleiden spielt in der Morbiditätsstatistik eine große Rolle. Etwa 20% aller krankheitsbedingten Arbeitsausfälle und etwa 50% aller vorzeitigen Rentenanträge beruhen auf bandscheibenbedingten Erkrankungen. Nach weiteren statistischen Erhebungen sucht jeder 10. Patient die Allgemeinpraxis wegen eines Bandscheibenleidens auf, in der orthopädischen Poliklinik jeder 3. und beim niedergelassenen Orthopäden sogar jeder 2. Patient. In der Bundesrepublik Deutschland werden jährlich etwa 150000 Personen allein an lumbalen Bandscheibenvorfällen behandelt, von denen etwa 16000 operiert werden. Männer und Frauen sind etwa gleich häufig betroffen, lediglich in der Lokalisation gibt es geringe geschlechtsspezifische Unterschiede: beim Zervikalsyndrom überwiegen die Frauen, beim Lumbalsyndrom die Männer.

Die Erkrankung betrifft überwiegend das mittlere Lebensalter. ⅔ der Patienten befinden sich zwischen dem 30. und 60. Lebensjahr, der Gipfel liegt in der 4. und 5. Lebensdekade. Bezüglich der Lokalisation überwiegen mit ⅔ bei weitem die Lumbalsyndrome gegenüber den Zervikalsyndromen mit ⅓. Thorakale Bandscheibenerkrankungen sind Raritäten (um 2%).

Die eigentliche Natur dieses Leidens – die krankhaften Veränderungen an der Zwischenwirbelscheibe – ist erst seit einem halben Jahrhundert genauer bekannt. Bereits in der Antike war die Ischias bekannt und wurde auf eine Erkrankung der Hüftregion bezogen. Aber erst im 18. Jahrhundert wurde die Ischias mit dem Nervus ischiadicus oder dem Nervus femoralis in Zusammenhang gebracht. Im gesamten 19. Jahrhundert und den ersten Jahrzehnten unseres Jahrhunderts wurde darüber gestritten, ob die Ischias Folge einer Neuritis (also entzündlicher Genese) oder einer Neuralgie sei. Die alten Neurologen deuteten die Symptomatik als Ischiasneuritis mechanischer, infektiöser, rheumatischer oder fokaltoxischer Genese, lokalisiert im Bereich der Nervenwurzel, des Plexus oder des Nervenstammes. Orthopädischerseits wurden primäre Läsionen der Sakroiliakal-, Lumbosakral- und Wirbelgelenke in den Vordergrund gestellt.

Wahrscheinlich erstmalig hat der Neurochirurg Fedor Krause 1908 einen Bandscheibenvorfall erfolgreich operativ entfernt; er hielt das knorpelartige Gewebsstück für ein Enchondrom. Auch in der Folgezeit wurden solche Befunde als Tumoren (Chondrome oder Chordome) gedeutet. 1929 operierte der amerikanische Neurochirurg Walter E. Dandy vermeintliche Kaudatumoren, fand ebenfalls lockere Knorpelstückchen und identifizierte sie als Bandscheibensequester. 1934 berichteten dann William J. Mixter und Joseph

S. Barr über die erste Serie erfolgreich operierter Bandscheibenvorfälle. Während anfänglich meist mehrere Wirbelbögen entfernt
wurden, inaugurierte James G. Love 1939 seine Technik der interlaminären Fensterung des Ligamentum flavum, die schließlich zum
Standardeingriff wurde und prinzipiell heute noch in gleicher
Weise vorgenommen wird, in den letzten Jahren allerdings durch
mikrochirurgische Techniken verfeinert. In Europa, insbesondere
aber in Deutschland, haben sich Argumente für die infektiös-toxi-
sche Genese und Zweifel an der rein mechanischen Ursache der
Wurzelischias bis in die 50er Jahre gehalten. In den letzten Jahrzehnten hat sich die Bandscheibenchirurgie jedoch stark ausgewei-
tet, wegen der manchmal unkritischen Indikationsstellung nicht selten auch mit unbefriedigenden Resultaten. Gleichzeitig sind in den
letzten Jahren wieder verstärkt alternative Therapieverfahren propagiert worden.

1.2 Anatomie

Die Wirbelsäule des Menschen wird aus 33 oder 34 Wirbeln gebildet; die 4–5 Steißwirbel sind zum Os coccygis, die 5 Kreuzwirbel
zum Os sacrum verschmolzen. Diesem unteren unbeweglichen
Anteil der Wirbelsäule steht der bewegliche Anteil gegenüber, der
aus den restlichen 24 Wirbeln gebildet wird.
Bau- und Funktionseinheit der Wirbelsäule ist das Bewegungssegment (Abb. 1). Dieses besteht aus dem Zwischenwirbelabschnitt mit
Gallertkern, Anulus fibrosus und Knorpelplatten; hinzu gehören
die jeweilige Hälfte der Nachbarwirbel, vorderes und hinteres
Längsband, Ligamentum flavum (gelbes Band) und Wirbelgelenke.
Da zwischen Schädelbasis und 1. Halswirbel (Atlas) sowie zwischen
1. und 2. Halswirbel (Axis) keine Bandscheiben liegen, hat der
Mensch normalerweise 23 Bandscheiben (Abb. 2); ihre Bezeich-
nung erfolgt jeweils nach den benachbarten Wirbeln. Das Bandscheibenmaterial macht etwa ¼ der Gesamtlänge der Wirbelsäule
aus (ohne Kreuzbein und Steißbein), allerdings zu unterschiedlichen Anteilen: ⅓ an der Halswirbelsäule, ⅓ an der Brustwirbelsäule
und ⅓ an der Lendenwirbelsäule.

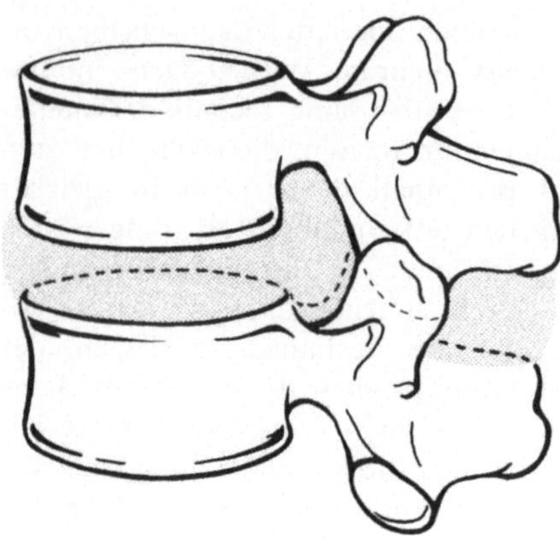

Abb. 1. Bewegungssegment (nach Junghanns)

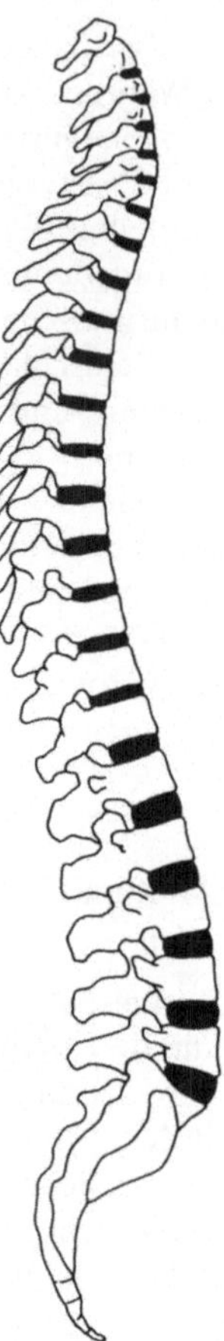

Abb. 2. Wirbelsäule seitlich

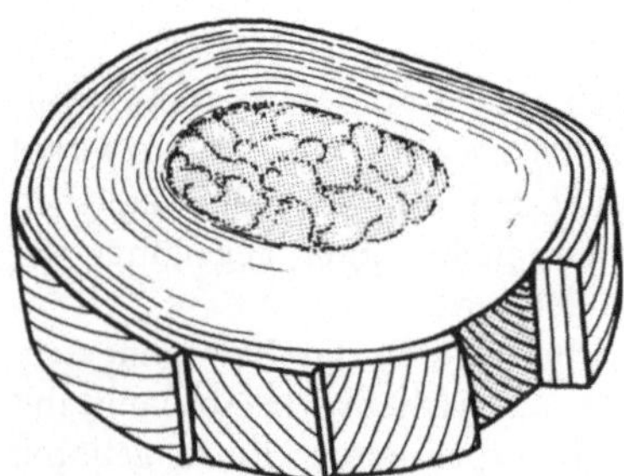

Abb. 3. Aufbau einer Bandscheibe mit zentralem Nucleus pulposus und peripherem Anulus fibrosus

Jede einzelne Bandscheibe (Abb. 3) oder Zwischenwirbelscheibe (= Discus intervertebralis) besteht aus einem äußeren Faserring (Anulus fibrosus) und einem inneren Gallertkern (Nucleus pulposus). Der Anulus fibrosus wird aus festen Fasern aufgebaut, die sich in wechselnden Winkeln lamellenförmig überkreuzen und fest mit den benachbarten Wirbelkörpern verbunden sind. Die äußeren Randanteile des Anulus fibrosus an der Grenze zu den Wirbelkörpern bestehen aus hylinem Knorpel.

Nach innen zu geht der Faserring allmählich ohne scharfe Grenze in den weichen Gallertkern über, der aus Resten der Chorda dorsalis besteht und etwa ⅔ der Bandscheibenmasse ausmacht. Im Jugendalter ist der Gallertkern sehr wasserreich (etwa 88%), nicht zusammendrückbar und hat gewissermaßen die Funktion eines Wasserkissens zwischen den Wirbelkörpern. Mit zunehmendem Alter nehmen Flüssigkeitsgehalt (auf 65%) und Glykoproteide und damit Elastizität und Turgor ab, während der Gehalt an Kollagenfasern zunimmt.

Wesentlich für die Funktion des Bewegungssegmentes ist außerdem der Bandapparat: Das vordere Längsband (Lig. longitudinale anterius) überzieht die Wirbelkörpervorderfläche und die ventralen Anteile des Faserrings. Das hintere Längsband (Lig. longitudinale posterius) bedeckt weniger fest die Wirbelkörperhinterfläche und den Faserring und hat Beziehungen zum Periost der Wirbelbogenwurzeln. Das gelbe Band (Lig. flavum) stellt eine Auskleidung des hinteren Wirbelkanals dar und zieht von einem Wirbelbogen zum anderen, wobei die Foramina arcualia überspannt werden, seine Dicke nimmt von kranial nach kaudal ständig zu.

1.3 Biomechanik

Die Bandscheibe stellt ein osmotisches System dar. Die im Gallertkern befindlichen Makromoleküle, insbesondere Mukopolysaccharide, haben ein großes Wasserbindungsvermögen; sie können etwa das 9fache ihrer Menge an Wasser binden. Für die Ernährung des Bandscheibengewebes und die Funktion des Bewegungssegments ist eine funktionierende Wechselbeziehung zwischen hydrostatischem und onkotischem Druck wichtig, die den Flüssigkeitsgehalt

und damit den Belastungsdruck reguliert. Dieser intradiskale
Druck kann sich bei wechselnder Körperhaltung erheblich verändern: von etwa 20 kp im Liegen auf über 200 kp beim Heben
schwerer Lasten (Abb. 4). Unter derartig starken Druckbelastungen
(Sitzen, Heben, Tragen) kommt es zu rascher und starker Flüssig-
keitsabgabe des Bandscheibengewebes, umgekehrt tritt bei Entlastung (z. B. Extension) ein rascher Flüssigkeitseinstrom auf. Die
Änderungen des Flüssigkeitsgehaltes im Bandscheibenraum gehen
mit meßbaren Volumen- und Höhenänderungen der Bandscheiben
und damit der Körperlänge einher. Infolge der Summation der
Tagesbelastungen ist der erwachsene Mensch am Abend 1–2 cm
kleiner als am Morgen.

Das Achsenorgan Wirbelsäule hat dynamische und statische
Aufgaben. In Abhängigkeit von der Stellung der Wirbelgelenke
sind Bewegungen nach allen Richtungen möglich, die von der
Bandscheibe mitgemacht werden. Die statische Funktion der Wirbelsäule wird durch die große Elastizität der Bandscheiben („Was-
serkissenfunktion") ermöglicht. Unter axialer Belastung wird der
Druck über den Nucleus pulposus gleichmäßig auf Grund- und
Deckplatten sowie Anulus fibrosus und zugehörigen Bandapparat
verteilt. Bei asymmetrischen Belastungen weicht der Nucleus pulposus zur weniger belasteten Region aus (nach dorsal, ventral oder
lateral). Eine gesunde Bandscheibe mit intaktem Bandapparat ist
ein sehr stabiles System.

> Starke Gewalteinwirkungen führen eher zu Wirbelkörperbrü-
> chen als zu Bandscheibenzerreißungen.

Anders wirken sich dagegen Traumen aus, wenn der Anulus fibrosus bereits degenerativ vorgeschädigt ist. Diese Problematik spielt
in der Gutachtenpraxis oft eine entscheidende Rolle.
Auf die Bedeutung der Wirbelgelenke innerhalb der Funktionseinheit „Bewegungssegment" wurde schon hingewiesen. Wenn die
Stoßdämpferfunktion der Bandscheiben infolge krankhafter Veränderungen gestört oder aufgehoben ist, werden alle funktionellen
Belastungen direkt auf die Wirbelgelenke übertragen. Chronische
Überlastung kann schließlich auch zu röntgenologisch nachweisba-

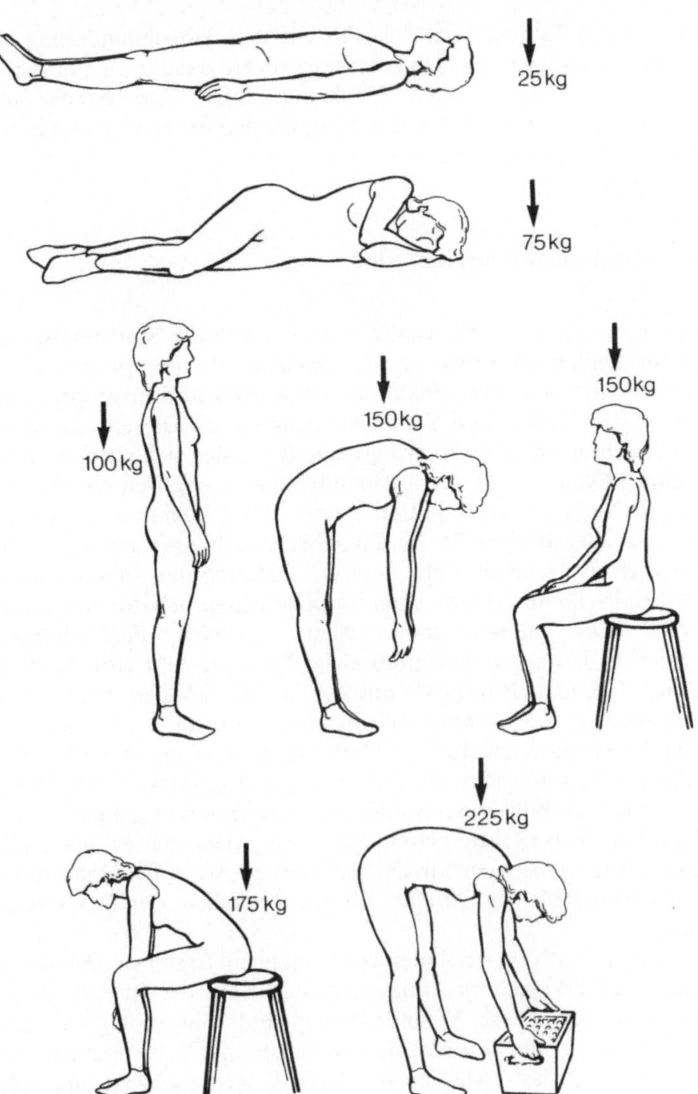

Abb. 4. Positionsabhängige Belastung der lumbalen Bandscheiben
(nach Nachemson)

ren Folgen führen: Spondylarthrosen und Höhenminderung des Zwischenwirbelraums. Höhenminderungen deutlichen Ausmaßes führen zu Veränderungen der Stellung der Wirbelgelenke und nachfolgend, auch schon unter normalen Belastungen, zu typischen Wirbelgelenkbeschwerden.

1.4 Bandscheibendegeneration

Schon mit dem 10. Lebensjahr verändert sich der Stoffwechsel der Bandscheiben im Sinne eines „normalen Alterungsprozesses", er wird bradytroph. Der Gehalt an Flüssigkeit und Glykoproteiden und damit Turgor und Elastizität nehmen ab. Diesem normalen, stoffwechselbedingten Alterungsprozeß gesellen sich statische Belastungen hinzu. Allein durch den aufrechten Gang, den die Menschheit im Verlaufe der Evolution erworben hat, kommt es zur Druckatrophie der Blutgefäße im Zwischenwirbelraum, und der Stoffwechsel erfolgt nicht mehr über ein Gefäßsystem, sondern durch Diffusion. Somit führen schon normale Alltagsbelastungen schicksalhaft zum Bandscheibenverschleiß. Zahlreiche Beobachtungen sprechen dafür, daß konstitutionelle Faktoren und erbliche Belastung (familiäre Häufung!) mitbeteiligt sein können, eine direkte Beziehung zum Körperbau scheint dagegen nicht zu bestehen.
Der Alterungsprozeß äußert sich in Fragmentierung und allmählich völligem Verschwinden der Polysaccharid-Komplexe in der Matrix des Nucleus pulposus, wobei die Wasserbindungskapazität des Bandscheibengewebes vermindert wird; vielleicht ist auch eine gesteigerte Lysosomenaktivität mitbeteiligt. Auch die Alpha-Kollagen-Bestandteile im Anulus fibrosus verfallen der Fragmentierung.
Die degenerativen Verschleißerscheinungen beginnen mit Rissen und Spaltbildungen im Anulus fibrosus, in die der Nucleus pulposus eindringt. Diese Veränderungen sind röntgenologisch nicht nachweisbar oder äußern sich lediglich in einer dezenten Verschmälerung des Zwischenwirbelraums, Achsenabweichung oder Einengung der Foramina intervertebralia. Im weiteren Verlauf werden dann reaktive Veränderungen an den angrenzenden Wirbelkörpergrund- und Deckplatten röntgenologisch nachweisbar: skleroti-

sche Verdichtungen und Konturunregelmäßigkeiten (= Osteochondrose). Analog zur mechanischen Belastung sind diese Veränderungen an der unteren Hals- und Lendenwirbelsäule am stärksten. In diesem Stadium können klinische Symptome völlig fehlen, manchmal bestehen aber auch schon Muskelverspannungen und lokale Schmerzen.

Der Elastizitätsverlust der Bandscheibe führt zu einer Lockerung (Gefügestörung) im Bewegungssegment, auf Funktionsaufnahmen auch röntgenologisch als Wirbelverschiebung nachweisbar. Die ständige Zerrbelastung am Bandapparat hat sekundäre Veränderungen zur Folge, die ebenfalls röntgenologisch nachweisbar sind. Insbesondere an den Ansatzstellen des vorderen Längsbandes neben den Randleisten der Wirbelkörper entstehen als knöcherne Reaktionen spondylotische Randwülste (Spondylosis deformans); seltener kommen auch dorsale Kantenausziehungen vor. Infolge von Läsionen der Knorpelabschlußplatten kann Bandscheibengewebe sogar in die Wirbelkörper selbst eindringen, die sog. Schmorlschen Knötchen. Weitere röntgenologisch sichtbare Folgen an den Wirbelgelenken sind Arthrosis deformans und Subluxation. Speziell an der Halswirbelsäule können zusätzlich reaktive Veränderungen an den Processus uncinati hinzukommen (Spondylosis deformans uncovertebralis), die die zervikalen Foramina intervertebralia einengen und die Nervenwurzeln komprimieren können.

Die zunehmende Degeneration des Bandscheibengewebes und des Anulus fibrosus kann zu verschiedenartigen Formen von Läsionen führen. Die mildeste Form ist die *ballonierte Bandscheibe*, quasi das Anfangsstadium der Bandscheibenprotrusion. Bei Patienten mit gleichzeitiger Osteoporose können die noch relativ fest gebliebenen Bandscheiben durch die Deckplatten der benachbarten Wirbel in Form einer lokalen Herniation eindringen. Im Ergebnis handelt es sich um die sogenannten *Schmorlschen Knötchen*, die jedoch primär eine Röntgendiagnose darstellen und meist klinisch symptomlos bleiben.

Eine weitere Form ist die *Bandscheibenverschmälerung*, die auch ohne Bandscheibenherniation vorkommen kann. Dabei handelt es sich um eine Resorption der Bandscheibe durch Depolymerisation der Makromoleküle im Nucleus pulposus und Diffusion des Materials in die subchondralen Gefäßkanäle. Dieser Prozeß kann soweit gehen, daß nur noch Gas im Intervertebralraum zurückbleibt (sog.

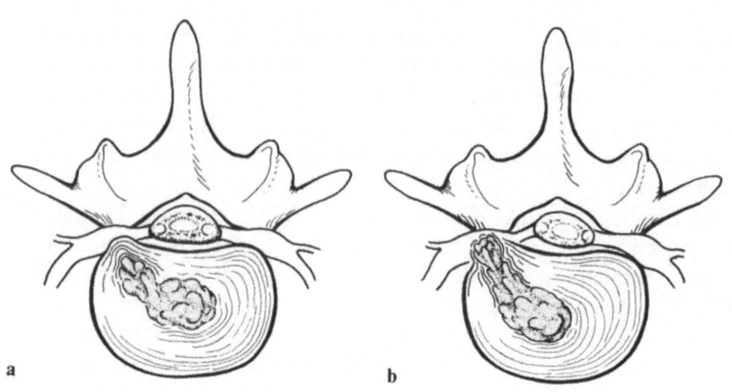

Abb. 5. Degeneration des Faserringes mit Bandscheibenprotrusion (**a**) und Bandscheibenprolaps (**b**)

Vakuum-Phänomen), und spielt sich meist im Segment L 5/S 1 ab. Ähnliche Bandscheibenverschmälerungen kommen auch nach Infektionen des Bandscheibenraums vor (s. S. 128).
Bei fortgeschrittener Degeneration des Anulus fibrosus kann es zu stärkeren Verlagerungen von Bandscheibengewebe kommen. Unter der axialen Druckbelastung wölbt sich die Bandscheibe (Nucleus pulposus und intakte äußere Anteile des Anulus fibrosus) in den Wirbelkanal vor – es besteht eine *Bandscheibenprotrusion* (Abb. 5 a). Bei erhaltener Kontinuität des Faserringes und genügender Eigenelastizität können sich derartige Protrusionen auch spontan wieder zurückbilden (unterstützende konservative Therapie s. S. 114ff.). Das Ausmaß der noch erträglichen Bandscheibendeformierung ist somit abhängig von der Integrität des umgebenden Anulus und der Haltebänder.
Wenn dagegen Faserring und Längsband zerrissen sind, dringt das Bandscheibengewebe durch die entstandene Öffnung in den Wirbelkanal vor – *Bandscheibenprolaps* (Abb. 5 b). Das vorgefallene Bandscheibenmaterial, meist bestehend aus Anteilen des Anulus fibrosus, des Nucleus pulposus und der Knorpelplatten, hat in den meisten Fällen noch festen Kontakt mit dem übrigen Bandscheibengewebe. Durch die Perforationslücke im hinteren Längsband können freie Bandscheibenfragmente aber auch in das Lumen des

Wirbelkanals gelangen und in jede Richtung verlagert werden - *frei sequestrierter Bandscheibenprolaps.*

> Der Bandscheibenvorfall ist die Folge chronischer Struktur-
> veränderungen und mechanischer Streßfaktoren.

Bandscheibendegenerationen können, sofern sie noch nicht in den Wirbelkanal hinein perforiert sind, spontan ausheilen, wobei der Nucleus pulposus durch Narbengewebe ersetzt wird. Das Bewegungssegment wird dann fibrös und knöchern ankylosiert. Die Betroffenen können fast vollständig beschwerdefrei sein, nicht einmal eine Einschränkung der Wirbelsäulenbeweglichkeit wird immer bemerkt.
Vor allem von versicherungsrechtlicher Bedeutung ist die Frage nach der möglichen traumatischen Entstehung von Bandscheibenvorfällen. Die traumatische Schädigung des Bewegungssegments kann graduell unterschiedlich stark ausgeprägt sein. Im leichtesten Falle kommt es durch entsprechende Gewalteinwirkungen (axiale Stauchung, Biegung oder Verdrehung) zu einer *Distorsion* mit Zerrung und Überdehnung der Bänder und Gelenkkapseln. Besonders typisch ist eine derartige Verletzung in Form des Schleudertraumas der Halswirbelsäule (s. S. 63 ff.). Eine echte *traumatische Bandscheibenschädigung* ist einmal möglich, wenn eine degenerativ vorgeschädigte Bandscheibe bei axialer Stauchung komprimiert wird und sich ein Sequester ablöst. In solchen Fällen kommt aber dem Trauma lediglich die Funktion einer Gelegenheitsursache zu, die ein bereits in der Anlage vorhandenes Leiden verschlimmert hat. In diesem Sinne ist auch das sogenannte „Verhebetrauma" zu werten, wenn nach Anheben einer schweren Last Lumbalgie oder Ischialgie auftreten; als Unfall im versicherungsrechtlichen Sinne kann ein solches Ereignis nicht gewertet werden. Eher ist die traumatische Schädigung einer gesunden Bandscheibe bei einer Extensions- oder Hyperflexionsverletzung möglich, am häufigsten wiederum beim Schleudertrauma der Halswirbelsäule. Voraussetzung ist allerdings ein adäquates Trauma. Die röntgenologischen Zeichen (Höhenminderung des Zwischenwirbelraums und dessen Überbrückung durch die Spangen der *Spondylosis deformans traumatica)* sind, wenn überhaupt, erst spät nachweisbar.

Am wenigsten zweifelhaft ist die traumatische Genese einer Bandscheibenläsion bei gleichzeitig vorliegenden knöchernen Verletzungsfolgen an der Wirbelsäule (Wirbelkörper, Wirbelbögen und Gelenkfortsätze).

> Die traumatische Entstehung eines isolierten Bandscheibenvorfalls setzt erhebliche Gewalteinwirkungen voraus. In der Regel hat in solchen Fällen bereits eine degenerative Bandscheibenschädigung vorgelegen und der „Unfall" hat nur den letzten Anstoß zur Krankheitsauslösung gegeben.

1.5 Allgemeine klinische Symptomatologie

Die klinische Symptomatologie der Bandscheibenerkrankung ist je nach topographischer Lokalisation sehr unterschiedlich. Gemeinsam sind den verschiedenen Lokalisationen jedoch folgende Charakteristika:

Schmerzen: Die Bandscheiben selbst besitzen keine eigenen Nervenfasern. Die Eigeninnervation der Wirbelsäule erfolgt durch den R. meningicus, der distal des Spinalganglions vom Spinalnerven abzweigt, wieder in den Wirbelkanal eintritt und dort hinteres Längsband, Teile der Wirbelgelenkkapsel, Periost und Dura versorgt. Dementsprechend sind unterschiedliche Schmerzauslösungsorte und Schmerzlokalisationen möglich. Eine besonders reizbare Region ist die Umgebung des Foramen intervertebrale, wo auf engstem Raum die Nervenwurzel, die Wirbelgelenkkapsel und das hintere Längsband mechanisch irritiert werden können.
Besonders kennzeichnend ist der radikuläre Wurzelschmerz, ausgelöst durch Kompression oder Dehnung der Nervenwurzel. Der Wurzelschmerz ist – im Unterschied zum Schmerz im peripheren Nerven – charakterisiert durch die typische segmentale Begrenzung entlang des Dermatoms, das bevorzugte Betroffensein der Algesie und das Fehlen vegetativer Ausfälle (Vasomotorik, Schweißsekretion). Diese Schmerzen werden in der Regel durch vordrängendes

Bandscheibengewebe ausgelöst, aber auch Osteophyten in der Umgebung des Foramen intervertebrale können diesen Effekt bewirken.

Der vom hinteren Längsband ausgehende Kompressionsschmerz („Hexenschuß") ist schwerer zu lokalisieren, hat einen eher dumpfen Charakter und ist in der Regel mit einer schmerzhaften Verkrampfung der paravertebralen Muskulatur kombiniert. Für beide Schmerzformen ist typisch, daß sie durch Erhöhung des intraspinalen Drucks (z. B. durch Husten, Pressen oder Niesen) oder Bewegungen verstärkt werden. Außerdem können diese Schmerzen durch absichtliche Überdehnung der Nervenwurzel (z. B. beim Auslösen des Lasègue-Phänomens) provoziert oder verstärkt werden.

Die ebenfalls vorkommenden *Muskelschmerzen*, die als schwer zu lokalisierende, dumpfe Rückenschmerzen imponieren, sind ebenfalls Folge der Gefügelockerung und Ausdruck nachlassender Kompensation der Haltefunktion des Band- und Gelenkapparates. Es handelt sich um einen Spontanschmerz, der durch Bewegung und Druck verstärkt wird. Er tritt meist schon im Frühstadium der Bandscheibenerkrankung auf und ist auch nach erfolgreicher Behandlung noch am längsten nachweisbar.

Wie der Muskelschmerz, so ist auch der *Gelenkschmerz* nur indirekt auf die Bandscheibenerkrankung zurückzuführen. Die Höhenminderung des Bandscheibenfaches führt zu einer veränderten Ausgangsstellung der Wirbelgelenkfacetten und schon bei physiologischen Bewegungsausschlägen zu Kapseldehnungsschmerzen, die als dumpfe, schwer zu lokalisierende Rückenschmerzen empfunden werden.

Muskelverspannungen: Auf die typischen paravertebralen Muskelverspannungen beim Längsbandschmerz wurde schon hingewiesen.

Haltungsanomalien: Als Entlastungshaltung zur Schmerzlinderung kommt es, vor allem bei akuten Bandscheibenvorfällen im Bereich der unteren Lendenwirbelsäule, zu einer charakteristischen kyphoskoliotischen Fehlhaltung der Wirbelsäule. Die betroffenen Segmente sind in ihrer Beweglichkeit blockiert („mechanisches" oder „vertebrales Syndrom").

Neurologische Ausfallerscheinungen: Je nach Größe des Prolapses, Dauer seines Bestehens und topischer Lokalisation kommt es zu neurologischen Defiziten, die vom Ausfall einer oder mehrerer Nervenwurzeln mit charakteristischen Paresen bis hin zum Querschnittsyndrom reichen können.

Psychische Veränderungen: Die vielfältigen Erkrankungen der Wirbelsäule werden von den Betroffenen in besonderer Weise erlebt. Die chronischen Schmerzzustände stören die allgemeine Befindlichkeit und führen vermehrt zu depressiven Verstimmungen. Obwohl es einen bestimmten „Bandscheibentyp" wahrscheinlich nicht gibt, kann aber die Wirbelsäule Ausdrucksorgan psychischer Störungen sein.

Ein *psychogenes Wirbelsäulensyndrom* ist wahrscheinlich, wenn

- der somatische Befund normal ist,
- das Beschwerdebild nicht typisch ist,
- ein entsprechender psychischer Befund erhoben wird.

Eine somatische Erkrankung ist wahrscheinlicher bei

- unauffälligem prämorbiden psychischen Befund,
- einfühlbaren reaktiven Veränderungen in der Krankheit,
- typischer Vorgeschichte,
- charakteristischem somatischen Befund.

2 Das zervikale Bandscheibenleiden

Bandscheibenerkrankungen und degenerative Verschleißerscheinungen im Bereich der Halswirbelsäule sind häufige Leiden. Männer und Frauen sind etwa mit gleicher Häufigkeit beteiligt. Obwohl bereits 1901 die erste operative Dekompression wegen einer zervikalen Myelopathie erfolgte (Horsley), wurden die fundamentalen Mechanismen und pathologischen Veränderungen erst in jüngerer Zeit aufgeklärt. Erst seit wenigen Jahren kennt man die Kompressionseffekte der Osteophyten in Wirbelkanal und Foramina auf Halsmark und Nervenwurzeln, die Bedeutung der Ischämie als Folge der Kompression der Radikulararterien und -venen sowie den Einfluß einer abnormen Gelenkbeweglichkeit auf das Halsmark.

Das resultierende zervikale Wirbelsäulenlokalsyndrom kann in unterschiedlicher Ausprägung mit anderen Symptomen kombiniert sein. Daraus ergeben sich, je nach Lokalisation der Kardinalsymptome,

- zervikozephales Syndrom,
- zervikobrachiales Syndrom,
- zervikomedulläres Syndrom (= spondylogene Myelopathie).

Dieser Versuch einer Systematik ist freilich unzureichend und wird der Praxis oft nicht gerecht, da die einzelnen Symptome sich verschiedenartig kombinieren und auch wechseln können. Nicht einmal eine eindeutige Trennung zwischen akuten und chronischen Zervikalsyndromen ist sicher möglich, da sich die Phasen abwechseln können.

2.1 Spezielle Anatomie der Zervikalregion

Einige anatomische Besonderheiten der Halswirbelsäule im Vergleich zu den übrigen Abschnitten des Achsenorgans bedingen vorzeitige Verschleißerscheinungen und spezifische Krankheitsbilder.

Die zervikalen Bandscheiben sind etwa halb so hoch wie die benachbarten Wirbelkörper und haben eine nach kranial konkave Form. Da die Halsbandscheiben ventral deutlich höher sind als dorsal, entsteht die physiologische Halslordose. Durch die hinteren und seitlichen sattelartigen Ausziehungen an den Deckplatten der Halswirbelkörper C3 bis C7 (Processus uncinati), die die Bandscheiben seitlich knöchern begrenzen, erscheint die Form nach der Seite spitz zulaufend. Im Verlaufe der Bandscheibendegeneration ab dem mittleren Lebensalter entstehen vor allem an den Processus uncinati spondylotische Randzacken (Osteophyten), bevorzugt lateral und dorsolateral, die in engen anatomischen Kontakt zu den Nervenwurzeln und der A. vertebralis treten und dann typische Krankheitssymptome auslösen können.

Eine weitere anatomische Besonderheit sind Horizontalspalten in den Halsbandscheiben, die an den äußeren Lamellen des Anulus fibrosus beginnen und sich bis zum Zentrum fortsetzen können. Die Spalten können sogar einen knorpeligen Belag haben, so daß sie quasi als Gelenke imponieren. Diese Gebilde können zwar die Motilität der Halswirbelsäule steigern, sind aber im Rahmen der Bandscheibendegeneration ein weiterer Schwachpunkt hinsichtlich der Biomechanik.

Ein Teil der klinischen Symptomatik der Zervikalsyndrome entsteht durch die enge räumliche Beziehung zwischen A. vertebralis und Halssympathikus einerseits und den lateralen Anteilen der Halswirbelsäule andererseits: Die A. vertebralis zieht zwischen dem 2.–6. Halswirbel durch die Foramina transversaria an den Processus uncinati vorbei. Schon leichte degenerative Veränderungen in der Unkovertebralregion können bei Kopfbewegungen das Arterienlumen einengen und zu klinischen Symptomen führen, zumal Gefäßanomalien mit Kaliberschwankungen in dieser Region schon physiologischerweise vorkommen. Als konkurrierende Zusatzfaktoren können arteriosklerotische Veränderungen, deformierende Wirbelveränderungen und eine extreme Lordose der Halswirbelsäule hinzukommen. Die engen Beziehungen zum Halssympathikus, der mit den drei Halsganglien die vegetative Innervation der Kopf-Hals-Armregion versorgt, erklären die häufige Kombination vaskulärer und vegetativer Störungen im Rahmen eines Zervikalsyndroms. Von Bedeutung für die klinische Symptomatologie ist weiterhin die Nachbarschaft zum N. vertebralis bzw. Plexus vertebralis, die durch starke Osteophytenbildung an den Unci corporum vertebrae gedehnt und gezerrt werden und Spasmen der Hirngefäße auslösen können.

Von Bedeutung für die Klinik ist ferner die Topographie der Radikulararterien. Sie entstammen den Vertebral-, thyreozervikalen und tiefen zervikalen Arterien, ziehen durch die Foramina intervertebralia innerhalb der Durascheiden und erreichen zusammen mit den dorsalen und ventralen Wurzeln das Mark. Durch den Zusammenfluß mehrerer Arterien entsteht die A. spinalis anterior, deren Äste die zentralen und anterolateralen Markanteile sowie den größten Teil der grauen Substanz versorgen. Die posterolateralen Markanteile werden durch paarige kleinere dorsale Arterien versorgt.

2.2 Biomechanik

Die Halswirbelsäule läßt Bewegungen des Kopfes nach allen Richtungen zu. Die größten Bewegungsausschläge sind jedoch in den beiden oberen Segmenten möglich, die keine Bandscheiben enthalten: Im Atlanto-Okzipitalgelenk erfolgen die Nickbewegungen, im Dens-Atlasgelenk die Drehbewegungen. Auch in den unteren Abschnitten sind durch die Stellung der Gelenkfacetten Bewegungen in allen Richtungen möglich. Zu heftige Drehbewegungen, die die Bandscheiben zu stark belasten könnten, werden durch die schienenartigen Processus uncinati vermieden. Beugung und Streckung der Halswirbelsäule führen gleichzeitig zu einer dorsoventralen Gleitbewegung, wobei der kraniale Wirbel gegenüber dem kaudalen um 2–3 mm nach ventral bzw. dorsal verlagert wird. Die Gleitbewegung erreicht in Höhe C 7 ein Maximum von 3 mm.

Von großer klinischer Bedeutung sind die Lumenänderungen der Foramina intervertebralia bei Bewegungen der Halswirbelsäule:

Bei Seitneigung erweitert es sich auf der konvexen Seite und verengt sich auf der konkaven Seite, bei Beugung erweitern sich die Foramina, um sich bei Überstreckung wieder zu verengen. Die Bewegungsausschläge der Halswirbelsäule wirken sich auch auf den Spannungszustand der Nervenwurzeln aus: Sie sind straff bei Beugung, entspannt bei Streckung. Ihr Eintrittswinkel nimmt bei Beugung zu, bei Streckung ab. Die Ligamenta denticulata verankern das Halsmark lateral an der Dura und begrenzen damit die rostrokaudalen und seitlichen Bewegungsausschläge des Markes während der Nackenbewegungen. Aus typischen Kopfhaltungen und Bewegungssperren sind somit Schlußfolgerungen auf die Lokalisation einer krankhaften Veränderung möglich.

Die Druckbelastung der Halsbandscheiben erreicht zwar nicht die Werte in den lumbalen Bandscheiben, ist aber durch das relativ hohe Gewicht des Kopfes auch nicht unerheblich. Messungen haben ergeben, daß bei normaler Haltung und normalem Muskeltonus auf die unteren Halsbandscheiben ein Druck von 5,6 kp/cm^2 einwirkt, der sich bei Wegfall des Muskeltonus auf 40 kp/cm^2 erhöhen kann.

2.3 Pathologie und Pathophysiologie

Die degenerativen Veränderungen an den Halsbandscheiben (Wasserverlust und Fragmentation des Nucleus pulposus) sind natürliche Verschleißprozesse, die für sich allein genommen noch keinen Krankheitswert haben. Ursachen sind die erhebliche statische Druckbelastung durch das hohe Kopfgewicht sowie die starke mechanische Belastung durch den großen Bewegungsspielraum zwischen der enorm beweglichen Halswirbelsäule und der weniger beweglichen Brustwirbelsäule. Auf die besondere pathophysiologische Bedeutung der Horizontalspalten wurde schon hingewiesen: Durch diese können sich unter Druck stehende Teile des Gallertkerns nach lateral zum Foramen intervertebrale vorwölben. Bei Zunahme der medialen Ausdehnung der Horizontalspalten wird die anatomische Integrität kritisch gestört und eine Instabilität ist die Folge. Es kommt zu einer Abnahme der vertikalen Bandscheibenhöhe - auch röntgenologisch als Höhenminderung des Zwi-

schenwirbelraums nachweisbar –, einer Verminderung der Elastizität, im weiteren Verlauf eventuell auch zu Überdehnungen und Einrissen des Anulus fibrosus, Bandscheibenprotrusionen und Bandscheibenprolapsen.
Die knorpeligen Anteile der Wirbelgelenke geraten dann unter eine größere Druckbelastung. Dies wiederum hat zur Folge, daß sich um die Ränder der Gelenkendplatten osteophytische Zacken entwikkeln, die den Spinalkanal und/oder die Foramina signifikant einengen können. Die Osteophytenbildung hat durchaus sinnvolle Funktionen: Das infolge der Bandscheibendegeneration mobil gewordene Segment wird stabilisiert und die Tragefunktion der Wirbelgelenke unterstützt. Die Bandscheibendegeneration wird damit teilweise kompensiert. Bis dies aber erfolgt ist, nimmt die Beweglichkeit der Halswirbelsäule zu, erst in späteren Stadien wird sie als Folge der spontanen Fusion wieder geringer.

Auch unbehandelt kann sich eine Gefügelockerung wieder stabilisieren und die Osteophyten können sich wieder zurückbilden.

Durch die insgesamt großen Bewegungsmöglichkeiten der Halswirbelsäule wird der Ausfall einzelner Bewegungssegmente problemlos toleriert. Die Osteophytenbildung, die allgemeine Verschmälerung des Intervertebralraums und die sich ineinanderschiebenden Gelenkfacetten engen, vor allem in den kranialen Abschnitten, die Foramina intervertebralia ein. Sie können bei weit lateral reichender Ausdehnung bei Halsdrehungen sogar die A. vertebralis komprimieren oder bei starker prävertebraler Entwicklung zu Schluckstörungen führen. Die intraforaminale Osteophytenbildung ist verbunden mit Dura-Arachnoidea-Adhäsionen und relativer Wurzeleinengung, die den durch die Osteophyten selbst ausgelösten Kompressionseffekt verstärken, vor allem bei Bewegungen der Halswirbelsäule. Die Höhenminderung des Zwischenwirbelraums wirkt sich als Druckfaktor besonders an der Wurzeleintrittszone aus. Diese Vorgänge spielen sich als Folge der größeren Belastung vor allem in der unteren Halswirbelsäule ab, am häufigsten in den Segmenten C5, 6 und C6, 7.

Am altersbedingten Degenerationsprozeß nehmen auch die Ligamenta flava teil. Sie spannen sich bei Halsbeugung an, beeinflussen aber den Sagittaldurchmesser des Wirbelkanals wenig, da dieser in Beugestellung generell reduziert ist. Bei Extension falten sich die Ligamenta nach innen und vermindern die Höhe des Spinalkanals, das Lumen nimmt dagegen etwas zu.

Die durch die spondylotischen Randzacken in den Foramina ausgeübte Druckwirkung wird von den Radikulararterien sehr schlecht toleriert. Am Ort der Kompression können arterielle Spasmen oder Thrombosen auftreten, die die Durchblutung und Funktion von Halsmark und Nervenwurzeln gefährden. Wenn zusätzlich noch eine altersbedingte Gefäßerkrankung vorliegt, kann es zu schwerwiegenden klinischen Krankheitserscheinungen kommen. In der Regel ist dann durch Kompression der dünnwandigen Venen auch der venöse Abfluß gestört, was einen erhöhten Venendruck im Halsmark mit verminderter Durchblutung und Ödembildung zur Folge hat.

Das Halsmark von Patienten mit spondylotischer Myelopathie und Radikulopathie zeigt eine Vielzahl pathologischer Veränderungen, deren Ausmaß vom Schweregrad der Kanaleinengung abhängig ist (Demyelinisierung der Columnae laterales, weniger auch der Columnae dorsales, Untergang der Vorderhornzellen, Kavitationen in der grauen Substanz, fibrotische Einscheidung der Wurzeln in den Foramina).

Die Ruptur einer zervikalen Bandscheibe geschieht gewöhnlich durch akute Hyperflexion, Rotation oder beides, am häufigsten lateral, da dort das hintere Längsband relativ schwach ist. Das austretende Bandscheibengewebe komprimiert häufiger die lateral gelegene Nervenwurzel als das medial gelegene Halsmark. Am häufigsten sind die Segmente C 4 bis C 7 betroffen. Bei schwerer Kompression mit Markischämie kann sogar eine Infarzierung eintreten. Die akute Ruptur einer zervikalen Bandscheibe mit Herniation des Nucleus pulposus (sogenannter „soft prolaps") ereignet sich häufiger bei jüngeren Patienten und ist jenseits des 50. Lebensjahres seltener.

Insgesamt spielt aber die Bandscheibendegeneration selbst bei den Funktionsstörungen der Halswirbelsäule eine geringere Rolle als an der Lendenwirbelsäule. Pathogenetisch bedeutsamer sind Osteochondrose und Spondylosis deformans, die zur Gefügestörung und ebenfalls zu Kompressionswirkungen auf Nervenwurzeln, Halsmark und A. vertebralis führen.

> Mit zunehmendem Alter sind knöcherne Verschleißerscheinungen in einem hohen Prozentsatz nachweisbar, die aber nur in etwa ⅓ der Fälle klinisch relevante Beschwerden verursachen, somit für sich allein noch keinen Krankheitswert besitzen.

2.4 Klinische Symptomatologie der zervikalen Bandscheibenerkrankung

2.4.1 Anamnese

Bei den meisten Patienten mit zervikalen Bandscheibenerkrankungen stehen die subjektiven Beschwerdeangaben ganz im Vordergrund und objektive neurologische Ausfallerscheinungen können ganz fehlen.
Typisch ist die Angabe von Nacken-Schulterschmerzen mit Bewegungseinschränkungen im Bereich der Halswirbelsäule, die nach einer längeren Zwangshaltung (Arbeiten am Schreibtisch, Lesen) plötzlich auftreten können. Auch eine lokale Unterkühlung kann als auslösender Faktor eine Rolle spielen. Durch Veränderungen der Kopfhaltung können die Beschwerden beeinflußt werden. Auf Befragen können viele Patienten angeben, daß bestimmte Schlafhaltungen (Bauchlage, zu hohes Kopfkissen) die Symptome auslösen oder verstärken. Charakteristisch sind auch Klagen über Nacken-Hinterkopfschmerzen, rieselnde Parästhesien in den Armen und migräneartige Kopfschmerzen. Die Nacken- und Kopfschmerzen treten gemeinsam oder isoliert, manchmal auch alternierend auf; sie können plötzlich einsetzen oder sich langsam steigern. Häufig werden die Schmerzen bis in Schläfe oder Stirn ausstrahlend angegeben, manchmal auch mit Schwindel und Übelkeit verbunden. Dieser Symptomenkomplex findet sich vor allem bei Schädigungen in den oberen Segmenten (C 2, 3 und C 3, 4, seltener bei C 4, 5).

Noch häufiger werden Nacken-Armschmerzen geklagt, meist bei Schädigungen in den Segmenthöhen C 5, 6 und C 6, 7, seltener auch bei C 4, 5. In Abhängigkeit von der betroffenen Wurzel strahlen die Schmerzen an der Radial- oder Ulnarseite des Arms bis in die Finger aus.

Häufig werden auch allgemeine Krankheitssymptome wie Leistungsminderung und Gereiztheit sowie kardiale Symptome (Herzstechen oder -jagen) geklagt. Bei vielen HWS-Patienten besteht auch der Eindruck einer psychischen Überlagerung, wohl ausgelöst durch die chronischen, die Nachtruhe beeinträchtigenden Schmerzen.

2.4.2 Klinische Befunde

Schon bei der Inspektion eines Patienten mit bandscheibenbedingten Beschwerden an der Halswirbelsäule fallen typische Zwangshaltungen auf (Hochziehen der Schultern, Vermeiden von Drehbewegungen); in manchen Fällen besteht eine auffällige Schiefhaltung des Kopfes. Charakteristisch ist auch eine Neigung des Kopfes nach vorn, im seitlichen Röntgenbild als Streckstellung nachweisbar.

Bei den meisten Patienten sind Verspannungen der Nacken-Schultermuskulatur tastbar, auch druckempfindliche umschriebene Verhärtungen (Myogelosen) kommen vor. Geprüft wird ferner die Motilität der Halswirbelsäule (Vor- und Rückneigung, Seitneigung und Rotation). Zu achten ist hierbei auf eventuelle Seitendifferenzen und Schmerzangaben.

Das *lokale Zervikalsyndrom* umfaßt jene Gruppe von Symptomen, die lokal auf die Halswirbelsäule beschränkt bleiben. Führende Symptome sind

- Motilitätsstörungen der Halswirbelsäule,
- haltungsabhängige Nacken-Schulterschmerzen,
- Muskelverspannungen im Nacken-Schulterbereich.

Subjektiv klagen die Patienten über Nacken- und Hinterkopfschmerzen, Schmerzen in den Armen, zwischen den Schulterblättern oder in der Brust sowie häufig auch Schwindelgefühl. Verursacht werden die Beschwerden meist durch degenerative Veränderungen an der Halswirbelsäule, die die sensiblen Fasern des R. meningicus reizen und akute oder chronische Beschwerdebilder auslösen. Dieser Beschwerdekomplex ist das häufigste Erscheinungsbild bandscheibenbedingter HWS-Beschwerden. Die Krankheitsauslösung geschieht oft durch lokale Unterkühlung, gelegentlich aber auch durch eine heftige Drehbewegung des Kopfes oder durch längere Zwangshaltungen mit Vorwärtsbeugung des Kopfes (Arbeiten am Schreibtisch, Lesen). Der Verlauf ist fast immer chronisch-rezidivierend, durch Vermeiden schmerzauslösender Haltungen oder Tätigkeiten sind Spontanbesserungen möglich.

Die Untersuchung ergibt schmerzhafte Tonuserhöhungen der Nakken-Schultermuskulatur mit typischen Schmerzpunkten am oberen Trapeziusrand (obere Segmente der Halswirbelsäule) oder zwischen den Schulterblättern (untere Segmente der Halswirbelsäule) mit Druckempfindlichkeit der Mm. rhomboidei, levator scapulae und subscapularis. Häufig bietet die gesamte Muskulatur einen ausgeprägten Hartspann. Die Motilität der gesamten Halswirbelsäule ist deutlich eingeschränkt. Die Schmerzausstrahlung reicht nicht selten bis in den Oberarm, eine genaue segmentale Zuordnung ist jedoch meist nicht möglich (sogenannte „pseudoradikuläre Brachialgie"), da die einzelnen Muskeln über mehrere Segmente versorgt werden. Nicht selten steht im Vordergrund auch eine Okzipitalisneuralgie durch mechanische Alteration des N. occipitalis major mit einem Schmerzpunkt an typischer Stelle. Fast immer besteht auch eine typische Fehlhaltung der Halswirbelsäule mit Anteflexionsposition und Aufhebung der Zervikallordose; meist sind auch die Rotationsbewegungen und die Seitneigung eingeschränkt.

Differentialdiagnostisch müssen die selten vorkommenden tumorösen Raumforderungen im HWS-Bereich (Neurinome, Meningeome, Karzinommetastasen) ausgeschlossen werden. Für ein malignes Tumorgeschehen sprechen u.a. typische röntgenologisch erkennbare Knochendestruktionen und das schlechte Allgemeinbefinden. Das Schmerzbild einer Okzipitalisneuralgie kann in seltenen Fällen auch einmal durch eine basiläre Impression oder Tumoren der hinteren Schädelgrube ausgelöst werden. Seltenere Differentialdiagnosen sind entzündliche Prozesse (Spondylitiden), Morbus Bechterew und Tendopathien an den Dorn- und Querfortsätzen; bei letzteren bestehen ebenfalls isolierte Druckschmerzen von ausstrahlendem Charakter.

Auch das Syndrom des akuten Schiefhalses *(Tortikollis)* gehört zur Krankheitseinheit des lokalen Zervikalsyndroms. Dabei kommt es, vor allem bei Kindern und Jugendlichen, zu einer fixierten Fehlstellung mit Bewegungseinschränkung der Halswirbelsäule; wie es zu dieser Blockierung kommt, ist noch ungeklärt. Die Schiefhaltung entsteht auf jeden Fall auf reflektorischer Basis, analog der Lumbalskoliose beim lumbalen Bandscheibenvorfall. Offensichtlich sind es prädisponierende Faktoren des jüngeren Lebensalters (Horizontalspalten in den Halsbandscheiben, Mobilität des Bandscheibengewebes, beginnende Degeneration des Faserrings), die die Schiefhalsentstehung begünstigen. Die Auslösemechanismen sind unterschiedlich: unphysiologische Drehbewegungen des Kopfes, verdrehte Schlafhaltung im Bett.

Bei der Untersuchung steht die auffällige Schiefhaltung im Vordergrund. Die Nacken-Schultermuskulatur ist einseitig hochgradig verspannt, die Motilität der Halswirbelsäule ist stark vermindert. Dem gegenüber steht eine weitgehende Schmerzfreiheit und das Fehlen neurologischer Ausfälle; auch das Röntgenbild ist unauffällig. Unter entsprechender Behandlung (s. S. 46 ff.) bildet sich die Fehlhaltung rasch zurück. Im Erwachsenenalter kann der akute Schiefhals der Beginn eines Krankheitsprozesses mit Bandscheibenvorfall und radikulären oder medullären neurologischen Ausfallerscheinungen sein.

Differentialdiagnostisch müssen beim akuten Schiefhals vor allem traumatische Schäden (Subluxationen, Frakturen) ausgeschlossen werden. Eine andere Form des Schiefhalses ist der Torticollis spasticus im Rahmen einer extrapyramidalen Hyperkinese, z. B. bei Encephalitis epidemica.

Das *zervikobrachiale Syndrom* ist dem lumbalen Wurzelkompressionssyndrom vergleichbar und wird durch degenerative Veränderungen an den Bandscheiben selbst oder den Processus uncinati im Bereich der Segmente C 5 bis C 8 ausgelöst. Leitsymptome sind ausstrahlende Schmerzen und Sensibilitätsstörungen im Arm, in späteren Stadien auch motorische Ausfälle, häufig ergänzt durch die Zeichen des lokalen Zervikalsyndroms. Die Schmerzausstrahlung ist meist deutlich dermatombezogen, d. h. sie entspricht der segmentalen Innervation, oft begleitet von Sensibilitätsstörungen (Hypästhesie, seltener Hyperästhesie) in den gleichen Arealen und Reflexstörungen. Gelegentlich werden auch subjektive Mißempfindungen wie Spannungsgefühl oder Schwellungszustände angegeben. Auch vegetative Symptome wie Akrozyanose, Blässe oder Rötung der Haut sowie Störungen der Sudomotorik, Vasomotorik und Trophik kommen vor. Isolierte Muskelatrophien werden nur selten beobachtet. Die Erkrankung tritt meist als einseitiges monoradikuläres Syndrom auf. Bei stärkerer dorsolateraler Bandscheibenprotrusion und anlagebedingter oder osteochondrotischer Höhenminderung der Halswirbelsäule mit schrägem Verlauf der Nervenwurzeln kann auch die nächst tiefer gelegene Wurzel, vor allem ihr ventraler, motorischer Anteil, mitgeschädigt sein. Die Symptome des zervikobrachialen Syndroms werden am häufigsten durch Osteophyten im Bereich der Processus uncinati ausgelöst. Diese Veränderungen können sich schon ab dem jüngeren Erwachsenenalter entwickeln und erreichen ihr Maximum in der 5. und 6. Lebensdekade. Die eigentlichen Bandscheibenerkrankungen sind erst in zweiter Linie von Bedeutung.

> Die röntgenologisch nachweisbaren knöchernen Veränderungen sind kein Maßstab für den klinischen Schweregrad des Krankheitsbildes.

Viele Menschen bieten entsprechende Veränderungen im Röntgenbild, ohne klinische Beschwerden zu haben. Ein therapiebedürftiges Krankheitsbild tritt erst auf, wenn zu den Osteophyten eine Gefügelockerung im Segment hinzutritt. Die Symptomatik tritt plötzlich, intermittierend oder allmählich ein, beginnt meist mit einem lageabhängigen nächtlichen Kribbelgefühl, das auf ein bestimmtes Dermatom zu beziehen ist. Das Röntgenbild zeigt auf den Schrägaufnahmen die nach dorsal gerichteten Osteophyten. Wenn das Osteophytenwachstum ausschließlich nach lateral gerichtet ist, kann die A. vertebralis komprimiert werden, was neurovaskuläre Symptome auslösen kann. Meist ist die Spondylosis deformans symmetrisch ausgeprägt, die Foramina können jedoch unterschiedlich stark eingeengt sein. Der Verlauf ist in der Regel chronisch, durch ungünstige Zwangshaltungen oder Unfälle können jedoch akute Schübe mit heftigen Beschwerden ausgelöst werden. Bei fortschreitender Bandscheibendegeneration kann sich die Gefügelockerung im Bewegungssegment wieder festigen, wodurch die Beschwerden nachlassen können.

Bandscheibenvorwölbungen oder -prolapse sind weniger häufig die Ursache von Brachialgien. Das nach dorsolateral verlagerte Bandscheibengewebe drückt auf die entsprechende Nervenwurzel mit nachfolgenden typischen Krankheitszeichen: Schmerzen, sensible und motorische Ausfallerscheinungen und Fehlhaltung der Halswirbelsäule. Analog zum lumbalen Bandscheibenleiden kann sich das Bandscheibengewebe vorwölben (Protrusion) oder – seltener – den Anulus fibrosus perforieren (Prolaps). Diese Vorgänge ereignen sich wegen der noch erhaltenen Quellkraft vor allem im jüngeren Erwachsenenalter. Der Krankheitsbeginn ist immer akut. Am Beginn steht eine mehr oder weniger heftige Brachialgie, die auf eines oder mehrere Dermatome zu beziehen ist, meist verbunden mit Fehlhaltung des Kopfes und ausgeprägter Streckstellung der Halswirbelsäule. Die Schmerzen lassen sich durch Husten, Pressen und Niesen provozieren oder verstärken. Analog der Schmerzausstrahlung bestehen meist auch Sensibilitätsstörungen, während motorische Ausfälle und Muskelatrophien erst nach längerem Verlauf auftreten.

Neurologische Höhendiagnostik (vergl. Tabelle 1 und Abb. 6)
Durch eine sorgfältige neurologische Höhendiagnostik ist schon vor dem Einsatz invasiver Untersuchungstechniken eine recht genaue Verdachtsdiagnose möglich. Wenn allerdings ein operativer Eingriff erwogen wird, sind weiterführende instrumentelle Untersuchungen kaum entbehrlich.
Die segmentalen Syndrome treten meist einseitig und monoradikulär auf. Am häufigsten sind die Wurzeln C6 und C7 betroffen. An Ober- und Unterarm kann die segmentale Zuordnung schwierig sein, da Überschneidungen häufig sind. An der Hand sind die Dermatomgrenzen eindeutiger. Monoradikuläre Syndrome der Wurzel C3 sind Raritäten und können in der Gesamtbetrachtung des zervikalen Bandscheibenleidens vernachlässigt werden.
Die neurologische Untersuchung beginnt mit der Prüfung der *Motorik,* wobei für die einzelnen radikulären Syndrome bestimmte Kennmuskeln wichtig sind:

Segmente C3/C4 – Zwerchfell
Segment C5   – M. deltoideus, M. biceps brachii
Segment C6   – M. biceps brachii, M. brachioradialis

Tabelle 1. Synopsis der zervikalen Wurzelsyndrome

Segment	Sensibilität/Schmerz	Motorik	Reflexe
C 3, 4	Halsdreieck und Schulter	Zwerchfell, selten Schulter	klinisch nicht verwertbar
C 5	laterale Schulter (Deltoideus-Region), Oberarmaußenseite bis zum Ellenbogen	M. deltoideus, M. biceps brachii	Bizeps-Reflex
C 6	Dorsoradialseite des Ober- und Unterarms bis zum Daumen	M. biceps brachii, manchmal M. brachioradialis	Bizeps-Reflex
C 7	Rückseite des Oberarms, Streckseite des Unterarms bis in die Finger 2 und 3 (manchmal auch 4)	M. triceps brachii, M. pectoralis major, Hand- und Fingerstrecker, Pronatoren, Daumenballenmuskulatur	Trizeps-Reflex
C 8	ulnare Handseite bis Kleinfinger	M. triceps brachii, M. pectoralis major (untere Portion), ulnare lange Fingerbeuger, kleine Handmuskeln	Trizeps-Reflex

Segment C 7 – M. triceps brachii, M. pronator teres, M. opponens pollicis, Fingerbeuger

Segment C 8 – M. adductor pollicis, Mm. lumbricales, Mm. interossei, M. abductor digiti V

Bei der Untersuchung der *Sensibilität* müssen querschnittartige Läsionen durch Kompression des Halsmarks von radikulären Störungen abgegrenzt werden; letztere lassen sich am sichersten durch eine Prüfung der Schmerzempfindung nachweisen. Auch die *Reflexprüfung* an den Armen dient der neurologischen Höhendiagnostik:

Segmente C 5–C 6 – Bizepsreflex (BSR), Radiusperiostreflex (RPR)
Segmente C 6–C 8 – Trizepsreflex (TSR).

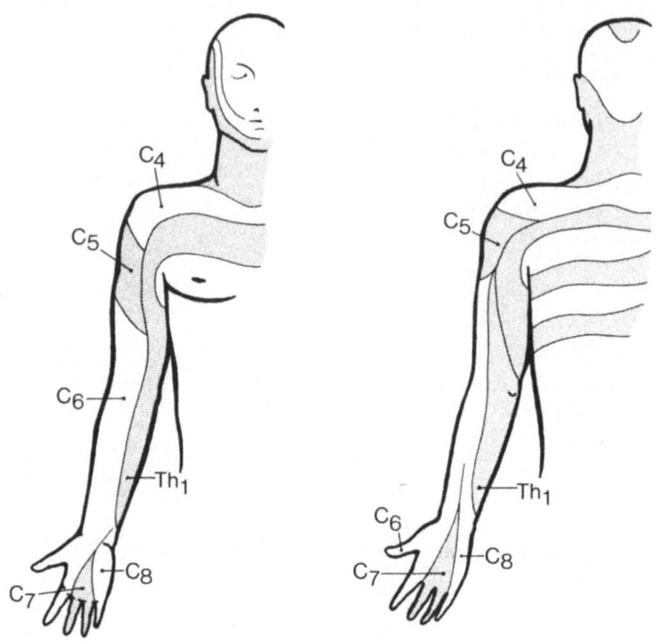

Abb. 6. Dermatomgrenzen im Bereich der zervikalen Nervenwurzeln

Bei medullärer Mitbeteiligung mit Störung der langen motorischen Bahnen können auch die Bauchhautreflexe, Patellarsehnenreflex und Achillessehnenreflex gestört sein, manchmal sind auch pathologische Reflexe der Babinski-Gruppe nachweisbar.

Störungen der *vegetativen Funktionen* sind bei bandscheibenbedingten Erkrankungen der Halswirbelsäule kaum zu erwarten: ein Horner-Syndrom tritt bei Wurzelläsionen oberhalb von C 8 nicht auf, mit Störungen der Schweißsekretion ist nur bei Läsionen im Plexus brachialis oder weiter peripher, nicht aber bei Wurzelläsionen zu rechnen.

C4-Syndrom

Bei diesem seltenen Syndrom bestehen Schulterschmerzen und eventuell Sensibilitätsstörungen zwischen Halsdreieck und Schulterwölbung. Kennmuskel ist das Zwerchfell, dessen Funktionsstörung am sichersten bei der Röntgendurchleuchtung nachgewiesen werden kann.

C5-Syndrom

Die Schmerzausstrahlung verläuft seitlich an den Schultern bis zur Oberarmmitte, Unterarm und Hand bleiben ausgespart. Motorische Ausfälle betreffen den M. biceps brachii und die Schulterblattmuskeln (Außenrotatoren des Arms). Differentialdiagnostisch muß eine Periarthritis humeroscapularis ausgeschlossen werden.

C6-Syndrom

Dieses Syndrom kommt bei zervikalen Bandscheibenerkrankungen sehr häufig vor. Schmerzausstrahlung und Sensibilitätsstörung betreffen die Radialseite des Ober- und Unterarms bis zum Daumen, manchmal auch Teile des Zeigefingers; gelegentlich strahlen die Schmerzen auch bis in den Thorax aus. Motorisch sind die Mm. biceps und brachioradialis, seltener auch der M. deltoideus und die anderen Schultermuskeln betroffen. Der Bizepsreflex ist erloschen oder abgeschwächt. Differentialdiagnostisch muß an eine isolierte Lähmung des N. musculocutaneus und eine Läsion des lateralen Faszikels des Plexus brachialis gedacht werden.

C7-Syndrom

Diese Segmenthöhe ist am häufigsten betroffen. Schmerzausstrahlung und Sensibilitätsstörung erstrecken sich dorsolateral von der Schulter über Oberarm und Unterarm bis in den 2. und 3., manchmal auch Daumen und 4. Finger, auch beugeseitig. Die motorischen Störungen in Form von Paresen betreffen die Mm. triceps brachii, pronator teres und pectoralis major sowie die Muskulatur des Daumenballens (Mm. abductor pollicis brevis, opponens pollicis und flexor pollicis brevis). Der Trizepsreflex ist abgeschwächt oder erloschen. In fortgeschrittenen Fällen können auffällige Atrophien des M. pectoralis auftreten. Die motorischen Ausfälle in den Mm. triceps brachii und pectoralis major, auch elektromyographisch nachweisbar, sind differentialdiagnostisch wichtig zur Abgrenzung einer peripheren Medianuslähmung.

> Der Daumen gehört sensibel zum Segment C6, motorisch
> zum Segment C7.

C8-Syndrom

Die Segmenthöhe C7/Th1 ist wesentlich seltener betroffen. Die Dermatomgrenzen an Ober- und Unterarm überschneiden sich zum Teil mit denen von C7. Typisch sind Sensibilitätsstörungen und Schmerzen an der Ulnarseite der Hand sowie am 4. und 5. Finger. Motorische Ausfälle betreffen die Mm. interossei und die Muskeln des Kleinfingerballens, gelegentlich aber auch die Mm. triceps brachii und pectoralis major. Eine Hypothenaratrophie ist möglich, der Trizepsreflex kann abgeschwächt sein. Das C8-Syndrom muß sorgfältig von einer Läsion des N. ulnaris abgegrenzt werden.

Neurologische Differentialdiagnostik

Erkrankungen durch chronische Druckwirkung auf den Plexus brachialis oder die peripheren Armnerven können Schmerzzustände auslösen, die denen beim zervikobrachialen Syndrom ähneln und differentialdiagnostisch abgegrenzt werden müssen. Dazu sind differenzierte klinisch-neurologische und meist auch neurophysiologische Untersuchungen erforderlich.

Zu einer Brachialgie, ausstrahlend bis in den ulnaren Unterarm und die Hand, kann es auch durch eine Kompression des Gefäß-Nervenbündels (Plexus brachialis und A. subclavia) zwischen M. scalenus anterior und M. scalenus medius durch einen verbreiterten Muskelansatz, eine Halsrippe oder ein fibröses Band zwischen Halsrippe und Klavikula kommen *(Skalenus-Syndrom)*, in ähnlicher Weise auch durch eine Kompression zwischen Klavikula und der ersten Rippe *(kostoklavikuläres Syndrom)*. Neben dem typischen Schmerzbild, in fortgeschrittenen Fällen auch unter dem Bild einer unteren Armplexusparese, bestehen auch Zeichen einer haltungsabhängigen Beeinträchtigung der Zirkulation in der A. subclavia (Verschwinden des Radialispulses bei Rotation des reklinierten Kopfes zur erkrankten Seite = sog. Adson-Test; eventuell Stenosegeräusche über der Kompressionsstelle, ebenfalls positionsabhängig).

Ebenfalls Handschmerzen, die in den Arm ausstrahlen können und segmental einem C7-Syndrom entsprechen, können beim *Karpaltunnel-Syndrom* auftreten. Ausgelöst wird die Symptomatik durch eine Kompression des N. medianus in Höhe des Durchtritts unter dem Retinaculum flexorum im Karpalkanal, verursacht u.a. durch rheumatische Weichteilverdickungen, Arthrosen oder angeborene Enge des Karpalkanals, nach Schwangerschaften oder im Klimakterium. Das Ansprechen auf eine lokale Injektionsbehandlung mit Kortison sowie eine charakteristische Verzögerung der Nervenleitgeschwindigkeit erleichtern die differentialdiagnostische Abgrenzung.

Analoge Kompressionssyndrome kommen am N. ulnaris vor: *Sulcus nervi ulnaris-Syndrom* bei Kompression im Sulcus nervi ulnaris am Ellenbogengelenk und in der *Loge de Guyon* am Handgelenk. Das neurologische Erscheinungsbild ähnelt einem C8-Syndrom. Auch hier sind zur differentialdiagnostischen Abklärung die neurophysiologischen Untersuchungsmethoden (EMG, NLG) von großer Bedeutung.

Sehr viel seltener muß an die *neuralgische Schultermyatrophie* gedacht werden, die auf einer Kompression lateraler Anteile des Plexus brachialis durch eine Lymphadenitis supraklavikulärer Lymphknoten ausgelöst werden soll. Dabei treten akut starke Schulterschmerzen auf, innerhalb weniger Tage kommt es zu Lähmungen der Mm. serratus (mit Scapula alata), deltoideus und biceps brachii. Die Paresen bilden sich spontan meist vollständig zurück. Als ebenfalls seltene Differentialdiagnosen müssen entzündliche Prozesse und Knochentumoren der mittleren und unteren Halswirbelsäule und ganz selten auch einmal eine Syringomyelie ausgeschlossen werden.

An weiteren Differentialdiagnosen muß vor allem die *Periarthritis humeroscapularis* erwogen werden, auf die schon hingewiesen wurde. Abzugrenzen sind weiterhin die *Epicondylitis radialis et ulnaris humeri,* die sich durch den prompten Effekt der Injektion eines Lokalanästhetikums beweisen lassen. Etwas ferner liegende Differentialdiagnosen sind Brachialgien bei der *Zoster-Neuralgie* und beim *Pancoast-Tumor.* Das Pancoast-Syndrom wird durch ein Lungenspitzenkarzinom verursacht, das die Pleurakuppe durchbricht und zu einer Läsion des unteren Primärstrangs des Plexus brachialis und des Ganglion stellatum führt. Im Vordergrund des klinischen Bildes stehen ulnarseitige Armschmerzen, dem C8-Syndrom entsprechend, ein Horner-Syndrom und eine typische Störung der Schweißsekretion im Kopf-Hals-Schulter-Armbereich. Im weiteren Verlauf treten dann auch motorische und sensible Störungen von Seiten des unteren Primärstrangs hinzu.

Das *zervikozephale Syndrom* entsteht gleichfalls auf der Basis degenerativer Veränderungen an den Bandscheiben und/oder den Processus uncinati der oberen Halswirbelsäule, die durch Knickbildung oder Einengung des Gefäßkanals der A. vertebralis zu einer mechanischen Irritation der A. vertebralis und des Halssympathikus führen. Es resultiert ein buntes klinisches Bild mit Symptomen des lokalen Zervikalsyndroms, gefäßbedingten und neurovegetativen Störungen, die in unterschiedlichen Kombinationen auftreten können. Diese Beschwerden sind stark von der Kopfhaltung abhängig. Schon unter Normalbedingungen wird die Strombahn der A. vertebralis bei Überstreckung und Drehung der Halswirbelsäule eingeengt. Beim Vorhandensein knöcherner Exostosen im Gefäßkanal können schon alltagsübliche Bewegungen des Kopfes Gefäßsymptome durch Spasmen auslösen.

Im Vordergrund der klinischen Symptomatologie stehen *Kopfschmerzen* intervallartigen Charakters und in deutlicher Abhängigkeit von der Kopfhaltung. Die Kopfschmerzen können halbseitigmigräneartig auftreten und bis in die Stirn ausstrahlen oder mehr als beidseitiger Nacken-Hinterkopfschmerz imponieren. Gelegentlich werden die Kopfschmerzen in die Tiefe der Augenhöhlen oder in die Ohrenregion lokalisiert. Möglich sind auch Schmerzen im Bereich des 2. und 3. Trigeminusastes als Folge einer Irritation der Verbindungen des N. trigeminus im Bereich der Pars spinalis des Nucleus caudalis n. trigemini zu den oberen drei sensiblen Zervikalnerven. Eine Irritation der Wurzeln C2 oder C3 führt zur Okzipitalisneuralgie mit dumpfen, belastungs- und haltungsabhängigen, oft anfallsartig auftretenden Schmerzen, die meist einseitig vom Hinterhaupt bis in die Scheitelgegend, manchmal auch in die Submandibularregion ausstrahlen. Dabei können Parästhesien und Hypästhesien bestehen, und die tiefe Nackenmuskulatur zwischen C1 und C3 ist verspannt.

In manchen Fällen imponiert das zervikozephale Syndrom als *vertebrobasiläre Insuffizienz,* meist ausgelöst durch eine unkovertebrale Arthrose. Die Symptomatik tritt in der Regel intermittierend auf als

Folge einer Gefäßirritation durch Exostosendruck bei Kopfdrehungen und äußert sich in Kopfschmerzen, Schwindel, Ohrensausen, Sehbeschwerden, Augenschmerzen sowie in pharyngealen und laryngealen Störungen. In seltenen Fällen kann es zu regelrechten „drop attacks" („in die Knie sinken", Pareseanfälle der unteren Extremitäten) kommen, die durch Drehen oder Überstrecken der Halswirbelsäule ausgelöst werden. Diese Anfälle können auch mit einem kurzzeitigen Bewußtseinsverlust einhergehen, wenn neben der Decussatio pyramidum auch die Nuclei reticulares betroffen sind.

Auf rein funktioneller Basis beruht dagegen der sogenannte „Schulkopfschmerz" infolge anhaltender Kopfneigung bei Übermüdung durch Insuffizienz des Lig. transversum atlantis.

Auch haltungsbedingt treten *Gleichgewichtsstörungen* und *Schwindelgefühl* auf, vor allem bei stärkeren Rotationen, oft auch nur nach einer Seite. Diese kommen zustande durch eine Irritation der Gleichgewichtsrezeptoren, die in den Gelenken der oberen Halswirbelsäule, wahrscheinlich auch in den Bändern und der Muskulatur gelegen sind. Manchmal liegt die Ursache auch in einer Irritation der A. vertebralis. Daneben besteht häufig ein horizontaler Lagewechselnystagmus. Oft wird auch über ein meist einseitiges *Ohrensausen* geklagt, manchmal mit Beeinträchtigung des Hörvermögens; auch *Ohrenschmerzen* (zentrale Otalgie) als Ausdruck einer Neuralgie der Nn. occipitalis minor et auricularis magnus (aus C2 und C3) sind möglich. Seltener treten *Sehstörungen* auf, die als Flimmerskotome oder Nebelsehen imponieren. Noch seltener werden *Schluckstörungen* geklagt, die meist auf große ventrale spondylotische Zacken mit Kompression der Speiseröhre zurückzuführen sind; gelegentlich sind Schluckstörungen und Globusgefühl auch auf eine Irritation des Halssympathikus zurückzuführen (Verbindungen von den sympathischen Halsganglien zu den Nn. glossopharyngeus und hypoglossus).

Objektivierbare Zeichen dieser Formen der vertebrobasilären Insuffizienz sind

- röntgenologischer Nachweis der Unkodiskarthrose,
- kochleo-vertibuläre Symptome mit Nachweis eines zervikal bedingten Nystagmus durch Elektronystagmographie,
- angiographischer Nachweis von Gefäßalterationen der A. vertebralis.

Sehr häufig werden beim zervikozephalen Syndrom psychische Veränderungen beobachtet, meist eine depressiv-agitierte Verstimmung mit angstvoll gesteigerter Empfindlichkeit gegenüber Außenreizen aller Art und allgemeinem Leistungsversagen. Andererseits ist die Halswirbelsäule ein häufiges Ziel der Organprojektion psychischer Störungen, vor allem bei Depressionen, organisch begründbaren Psychosen sowie neurotischen und psychosomatischen Funktionsstörungen.

Es versteht sich von selbst, daß die zerebralen Symptome beim zervikozephalen Syndrom einer sorgfältigen *Differentialdiagnose* bedürfen. Die HWS-bedingten Kopfschmerzen müssen von einer echten Migräne abgegrenzt werden, die fast immer mit Sehstörungen, Übelkeit und Erbrechen einhergeht, über Stunden anhält und nicht positionsabhängig ist. Schwindelerscheinungen sind überwiegend die Folge von Kreislaufstörungen. Des weiteren muß HNO-ärztlich ein M. Menière ausgeschlossen werden, der ebenfalls nicht haltungsabhängig, sondern spontan auftritt und durch hypertonische Infusionslösungen und entwässernde Medikamente gut zu bessern ist. Auch andere Formen von Vestibularisstörungen, insbesondere die verschiedenen Nystagmusformen, bedürfen der sorgfältigen HNO-ärztlichen Abklärung, bevor sie einem zervikozephalen Syndrom zugeordnet werden.

Das *zervikomedulläre Syndrom* ist wesentlich seltener als das zervikobrachiale und das zervikozephale Syndrom, da sich die unkovertebralen Exostosen und Bandscheibenverlagerungen überwiegend nach lateral oder dorsolateral entwickeln. Wenn sich jedoch ein zervikaler Bandscheibenvorfall nach medial vorwölbt und das Rükkenmark komprimiert, resultiert das typische neurologische Bild des mehr oder weniger stark ausgeprägten Querschnittsyndroms: Reflexsteigerungen und pathologische Reflexe (Pyramidenbahnzeichen) an den unteren Extremitäten, Sensibilitätsstörungen aller Qualitäten und motorische Störungen wie Paraparese oder Hemiparese.

Das Syndrom kann sich akut als Folge eines medialen Massenprolapses entwickeln. Häufiger sind jedoch die chronischen Verlaufsformen unter dem Bild der zervikalen Myelopathie (s. S. 57), bei denen anfangs die Gangstörungen das klinische Bild beherrschen, bevor auch brachialgiforme Beschwerden hinzukommen. Differentialdiagnostisch sind auszuschließen: multiple Sklerose, amyotrophe Lateralsklerose, Syringomyelie, funikuläre Myelose, Fehlbildungen (basiläre Impression, Arnold-Chiari-Syndrom, Dens-Anomalien) und Halsmarktumoren.

2.5 Instrumentelle Diagnostik

Die modernen instrumentellen Techniken haben die Diagnosestellung wesentlich erleichtert und sind vor allem für die Beurteilung einer eventuellen Operationsindikation von größter Bedeutung. Hierzu gehören neben den konventionellen Röntgenaufnahmen auch die neuen bildgebenden Verfahren mit nicht invasiven Untersuchungstechniken.

2.5.1 Röntgennativaufnahmen (Abb. 7, 8)

Wegen ihrer leichten Durchführbarkeit und des geringen Kostenaufwandes stehen am Beginn der instrumentellen Diagnostik die Röntgen-Nativaufnahmen in 4 Ebenen (a.-p., seitlich sowie beide Schrägprojektionen zur Darstellung der Foramina intervertebralia), im Bedarfsfalle auch Funktionsaufnahmen (bei Verdacht auf Gefügelockerung) oder konventionelle Schichtaufnahmen. Schon mit dieser wenig aufwendigen Untersuchungstechnik können Fehlhaltungen (extreme Steilstellung, Knickbildung), Hypermobilitäten, Mißbildungen (z. B. Blockwirbelbildung, Übergangsanomalien) und Degenerationszeichen (Deckplattensklerosierung, Spondylarthrose) aufgedeckt und destruierende oder osteolytische Prozesse ausgeschlossen werden.

Die Aussagekraft der Röntgenuntersuchung in der Diagnostik der zervikalen Bandscheibenerkrankung ist jedoch begrenzt, da der Nachweis von Degenerationszeichen kein Beweis für einen Bandscheibenvorfall ist. Schweregrad und Ausdehnung der degenerativen Veränderungen erlauben noch nicht einmal sichere prognostische Aussagen. Viele ältere Menschen, mit oder ohne neurologische Symptomatik, haben radiologische Zeichen einer zervikalen Spondylose.

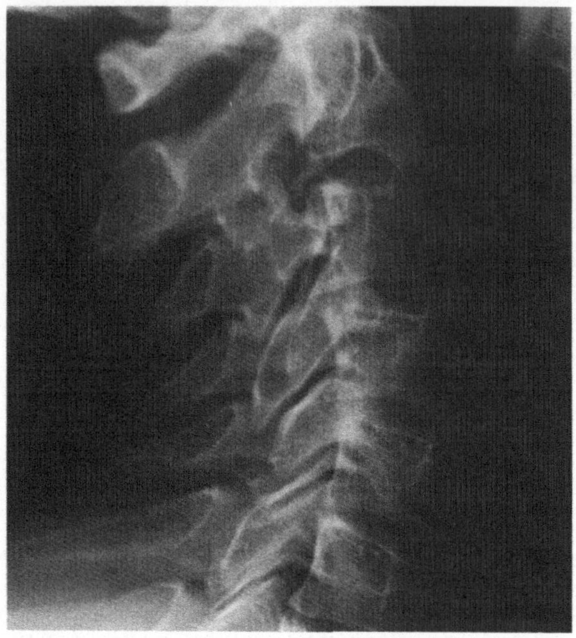

Abb. 7. Röntgenaufnahme der Halswirbelsäule, seitlich: mäßig ausgeprägte Osteochondrose und Spondylose in den unteren Segmenten

Die radiologisch nachweisbaren Veränderungen müssen mit der klinischen Symptomatologie in Beziehung gebracht werden.

Wenn auf den seitlichen Aufnahmen der Durchmesser des Wirbelkanals auf 13 mm oder weniger reduziert ist, muß angenommen werden, daß die nachgewiesenen Osteophyten für die Klinik von Bedeutung sind. Wichtig sind auch die Hinweise zur Segmentlokalisation für den Einsatz weiterer bildgebender Verfahren, die sich dann in der Stufendiagnostik anschließen.

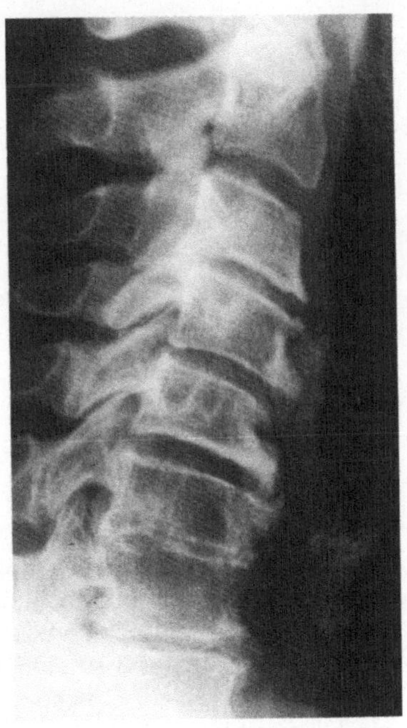

Abb. 8. Röntgenaufnahme der Halswirbelsäule, seitlich: schwere Osteochondrose und Spondylose der unteren HWS mit Spontanfusion des Segmentes HWK 6, 7

2.5.2 Computertomographie (Abb. 9)

Die zervikale Computertomographie kann sinnvoll dann eingesetzt werden, wenn durch die klinisch-neurologische und Röntgen-Nativdiagnostik bereits eine Eingrenzung in der Höhenlokalisation erfolgt ist; eine Schichtung größerer Wirbelsäulenabschnitte ist ökonomisch nicht sinnvoll und wegen der dann nicht unerheblichen Strahlenbelastung auch medizinisch kaum zu vertreten. Die Vorzüge der Methode liegen auf der Hand: nicht-invasive Technik mit geringer Belastung für den Patienten, die auch kostengünstig ambulant durchführbar ist und nicht nur knöcherne Strukturen und ihre Veränderungen, sondern Bandscheibenvorfälle direkt nachweisen läßt. Besonders wertvoll ist die Computertomographie auch zur Bestimmung von Gestalt und Weite des zervikalen Spinalkanals, Nachweis kongenitaler Wirbelkanalstenosen und raumbeengender

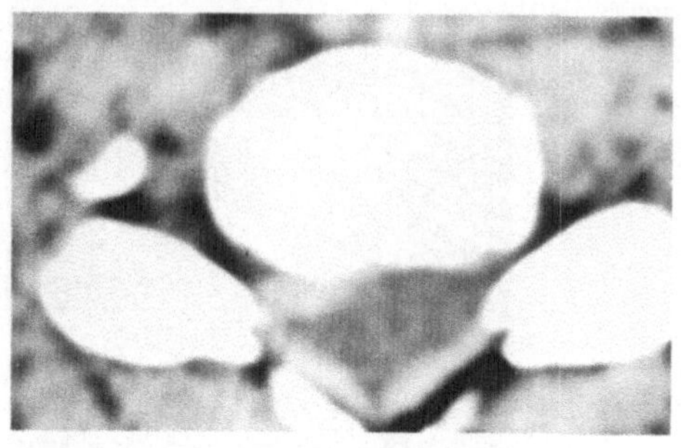

Abb. 9. Freier Bandscheibensequester in Höhe C 5, 6 links mediolateral im Computertomogramm

Osteophyten. Durch zusätzliche Kontrastmittelgabe ist eine gute Wurzel- und Markdarstellung möglich. In kritischen Regionen (kranio-zervikal und zerviko-brachial) ist durch die CT-Myelographie eine bessere Beurteilung möglich. In vielen Fällen ist der computertomographische Befund so eindeutig, daß zusammen mit der Klinik klare Aussagen zur Operationsindikation ohne zusätzliche invasive Diagnostik möglich sind. Wegen immer möglicher Artefakte bzw. Rechenfehler ist jedoch vor falsch positiven und negativen Befunden zu warnen.

2.5.3 Kernspintomographie (Abb. 10)

Als neuester technischer Fortschritt unter den bildgebenden Verfahren steht uns die Kernspintomographie zur Verfügung. Mit dieser Technik können alle anatomischen Strukturen exakt dargestellt werden, allerdings ist der Zeitaufwand (20–30 Minuten für die Halswirbelsäule) größer als bei der Computertomographie. Die Untersuchung ist für den Patienten ohne Risiko oder Belastung und vermag in einem Untersuchungsgang sämtliche zervikalen Segmente darzustellen. Es ist zu erwarten, daß mit der technischen Vervollkommnung dieser Methode in Kombination mit der Computertomographie auf die bisher noch vielfach notwendige invasive Myelographie ganz verzichtet werden kann.

Abb. 10. Zervikale Bandscheibenvorfälle im Kernspintomogramm

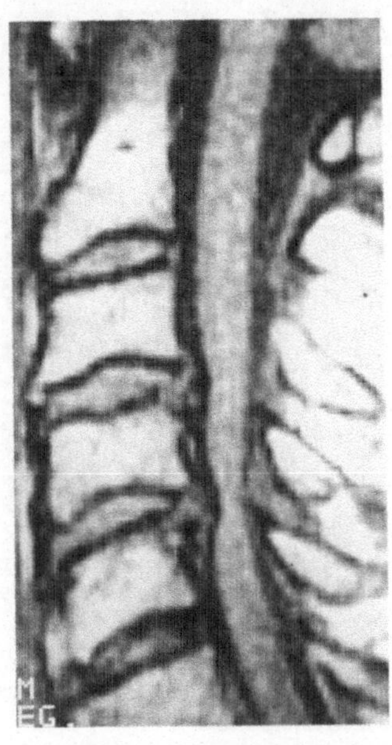

2.5.4 Myelographie (Abb. 11–13)

Trotz der großen Fortschritte in der nicht-invasiven instrumentellen Diagnostik ist bisher in den meisten Fällen mit Verdacht auf zervikalen Bandscheibenvorfall eine zervikale Myelographie unverzichtbar, vor allem dann, wenn aufgrund aller übrigen Befunde die Notwendigkeit einer operativen Behandlung wahrscheinlich geworden ist und differentialdiagnostisch ein intraspinaler Tumor ausgeschlossen werden muß. Die Untersuchung wird heute in der Regel durch eine hohe dorsolaterale Punktion (zwischen C 1 und C 2) mit Eingabe von nur wenig wasserlöslichem Kontrastmittel durchgeführt. Bei dieser Technik ist die Untersuchung wenig belastend für den Patienten und ergibt exzellente Bilder. Vor allem lassen sich damit Wurzelkompressionen oder sogenannte „Wurzelamputationen" durch Bandscheibensequester, die eine absolute Operationsindikation darstellen, aber auch Sitz und Schweregrad einer Markkompression, sehr schön nachweisen. Wegen der guten Verträglichkeit wird die Indikation zu dieser Untersuchung heute weit gestellt.

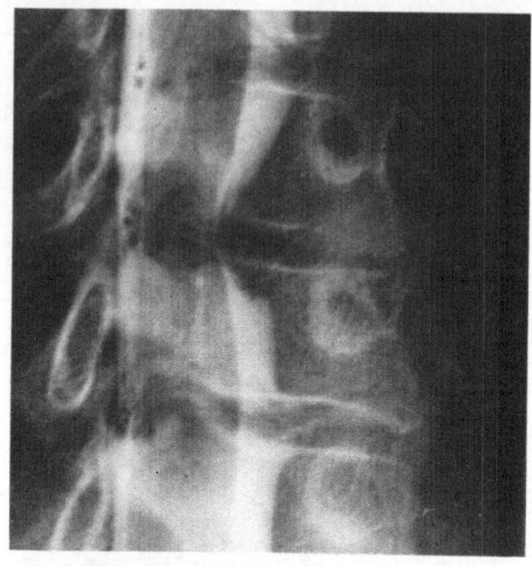

Abb. 11. Großer mediolateraler Bandscheibenvorfall in Höhe C 5, 6 im zervikalen Myelogramm

Nur selten kommt es zu Kontrastmittelunverträglichkeiten. Gelegentlich treten postmyelographische Beschwerden auf (Kopfschmerzen, Übelkeit, Erbrechen), die durch eine 4–6stündige Hochlagerung des Oberkörpers nach der Untersuchung, reichlich Flüssigkeitszufuhr und 24stündige Bettruhe zu reduzieren sind.

2.5.5 Diskographie

Die Diskographie wird durchgeführt, indem bei leicht reflektiertem Kopf in Lokal- oder Allgemeinnarkose und seitlicher Durchleuchtung von ventrolateral die gewünschte Bandscheibe anpunktiert, ein wasserlösliches Kontrastmittel injiziert und Röntgenaufnahmen in 2 Ebenen angefertigt werden. In gesunde Bandscheiben können nur unter starkem Druck 0,2–0,3 ml Kontrastmittel injiziert werden, das röntgenologisch als linsen- bis kirschgroßer Schatten nachweisbar ist. Bei degenerativ veränderten Bandscheiben lassen sich dage-

Abb. 12. Multiple „Wurzelamputationen"
im unteren Zervikalbereich im zervikalen
Myelogramm

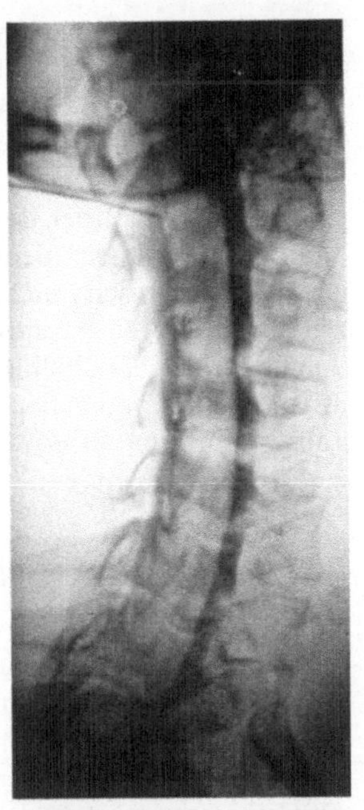

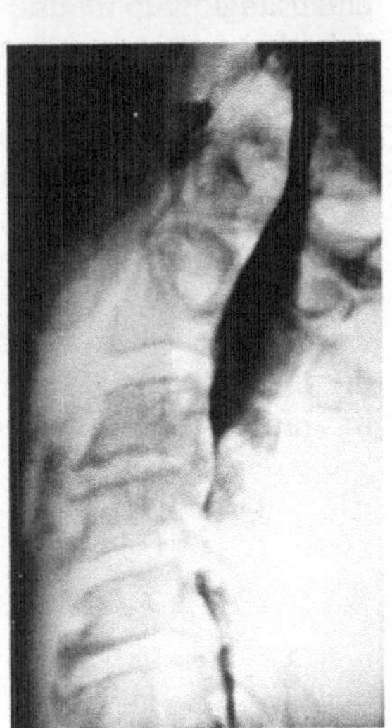

Abb. 13. Subtotaler Stopp im zervikalen
Myelogramm bei Wirbelkanalstenose mit
multiplen Bandscheibenprotrusionen

gen leicht 1–2 ml injizieren. Das Kontrastmittel kann sich weit im Zwischenwirbelraum ausbreiten und hinter das hintere Längsband austreten. Bei Protrusionen oder Prolapsen erscheint das hintere Längsband deutlich angehoben, was als Hinweis auf eine Operationsindikation gewertet werden kann. Höhendiagnostisch wichtig ist vor allem, daß der durch die Kontrastmittelinjektion ausgelöste radikuläre Schmerz dem Spontanschmerz gleicht. Die Untersuchung ist technisch und zeitlich aufwendig, für den Patienten unangenehm und bei exzentrisch liegender Nadelspitze nicht frei von Fehlbefunden. Deshalb ist die Methode heute durch die zervikale Myelographie weitgehend verdrängt worden. Der Einsatz ist allenfalls noch dann zu erwägen, wenn die übrige instrumentelle Diagnostik keinen eindeutigen Befund ergibt.

2.5.6 Vertebralisangiographie

Nur in seltenen Fällen (Verdacht auf Vertebralisinsuffizienz bei degenerativen Veränderungen der Halswirbelsäule und Traumafolgen) ist die Indikation zur Vertebralisangiographie gegeben. Mit der heutigen Kathetermethode wird das Risiko der Direktpunktion vermieden, die Bildkontraste sind besser als bei der retrograden Brachialisangiographie und es sind selektive Gefäßdarstellungen möglich. Wegen trotzdem bestehender Restrisiken durch Kontrastmittelunverträglichkeiten und Durchblutungsstörungen mit passageren oder bleibenden Ausfallerscheinungen (Amaurose!) muß die Indikation in jedem Einzelfall sorgfältig gestellt werden.

2.5.7 Liquordiagnostik

Zur Bandscheibendiagnostik im Bereich der Halswirbelsäule kann die Liquordiagnostik nur wenig beitragen; im übrigen gilt das für das lumbale Bandscheibenleiden ausgeführte (vergl. S. 108).

2.5.8 Elektrophysiologische Diagnostik

> Die neurophysiologischen Untersuchungen sind ungefährlich, gefährlich ist aber ihre Überbewertung ohne Berücksichtigung des klinisch-neurologischen Befundes.

Voraussetzungen für die Gewinnung relevanter Befunde sind die exakte technische Durchführung der Untersuchung, ausreichende Erfahrung des Untersuchers und eine vollständige Kenntnis des klinisch-neurologischen Befundes mit einer gezielten Fragestellung an den Untersucher.

Mit der *Nadelelektromyographie* (EMG) kann festgestellt werden, ob in einem Muskel eine periphere neurogene Schädigung vorliegt und welches Verteilungsmuster die Läsion hat. Somit ist in vielen Fällen eine Objektivierung der subjektiven Beschwerden möglich. Die Untersuchung ist bei korrekter Technik hoch spezifisch, doch kommen auch bei gesicherten Wurzelkompressionen Normalbefunde vor; auch in der Höhenlokalisation ist die Methode nicht unbedingt zuverlässig. Besonders wichtig ist die Bestimmung der sensiblen *Nervenleitgeschwindigkeit* (Neurographie, NLG) zur differentialdiagnostischen Abgrenzung zervikospinaler Wurzelläsionen von Schädigungen peripherer Nerven, z. B. der N. medianus (Karpaltunnel-Syndrom) und N. ulnaris (Sulcus nervi ulnaris – Syndrom); bei zervikalen Wurzelschädigungen sind die Spinalganglien nicht beteiligt, weshalb keine Faserdegeneration eintritt, die sensible Nervenleitgeschwindigkeit also im Normbereich bleibt. Bei speziellen differentialdiagnostischen Fragestellungen kann auch die Ableitung *somatosensorisch evozierter Potentiale* (SEP) von Bedeutung sein. Der apparative und zeitliche Aufwand sind jedoch sehr groß, so daß die Methode in die klinische Praxis noch nicht überall Eingang gefunden hat.

2.6 Die speziellen Krankheitsbilder

2.6.1 Der zervikale Bandscheibenvorfall

Leitsymptom des akuten Bandscheibenvorfalls, der fast immer einseitig auftritt, ist ein heftiger Nacken-Armschmerz mit radikulärer Verteilung. Dazu können Parästhesien kommen, die meist die distalen Extremitätenabschnitte betreffen.

Bei der klinischen Untersuchung findet man eine erheblich eingeschränkte Nackenbeweglichkeit. Der Schmerzzustand wird verstärkt durch Extension und Rotation der Halswirbelsäule, vermindert durch Ruhigstellung. Oft finden sich distal betonte Sensibilitätsstörungen, typisch sind auch Reflexabschwächungen im betroffenen Myotom. Die sensiblen und motorischen Störungen treten meist gemeinsam auf; möglich sind aber auch schmerzlose Paresen oder heftige Schmerzen ohne motorische Ausfälle. Muskelfaszikulationen, auch bei länger bestehenden Wurzelkompressionen, sind selten, desgleichen Symptome an den unteren Extremitäten.

Die geschilderte Symptomatik ist typisch für mediolaterale und laterale zervikale Bandscheibenvorfälle. Bei medialer Prolapsentwicklung kommt es dagegen zu einer Kompression des Halsmarks unterschiedlichen Ausmaßes, abhängig von der präexistenten Weite des Spinalkanals und der Größe des Vorfalls. Es sind somit eine Vielzahl von Syndromen möglich. Bei ausgedehnten Kompressionen kann eine vollständige Paralyse der motorischen und sensiblen Funktionen auftreten (Querschnittlähmung). Große mediale Prolapse treten meist in den unteren zervikalen Segmenten auf, wo sich Beugung und Streckung stärker auf die Verlagerung von Bandscheibengewebe auswirken können. Häufiger sind jedoch die inkompletten Läsionen, die als zentrales Mark-Syndrom, Brown-Sequard-Syndrom oder Spinalis-anterior-Syndrom imponieren.

Bei medialer Markkompression entwickelt sich in typischen Fällen akut eine schmerzlose Schwäche der Arme mit relativer Aussparung der Beine. Die Sehnenreflexe sind häufig abgeschwächt. Schmerz- und Temperaturempfindung sind entsprechend den betroffenen Segmenten an Arm und Hand gestört. Lagesinn und Tiefensensibilität bleiben meist erhalten.

Kennzeichnend für das Brown-Sequard-Syndrom sind der Verlust der Schmerz- und Temperaturempfindung auf der der Läsion gegenüberliegenden Seite sowie der Verlust der Motorik auf der Läsionsseite; Lage- und Vibrationssinn sind auf der Gegenseite der Schädigung erhalten.

Beim Spinalis-anterior-Syndrom kommt es zum Verlust aller motorischen und sensiblen Funktionen unterhalb der Läsion, lediglich die Empfindungen durch die Columnae dorsales bleiben erhalten (eine Thrombose der A. spinalis anterior kann z. B. durch einen medialen Bandscheibenvorfall ausgelöst werden!). Differentialdiagnostisch ist an die akute idiopathische Polyneuritis und die akute Myelitis zu denken. Bei allen bandscheibenbedingten Halsmark-Syndromen besteht meist eine akute Harnverhaltung.

> Häufiger als bandscheibenbedingte Wurzelkompressionen sind solche durch Osteophyten.

Der klinische Verlauf ist dann meist chronisch und episodisch, selten ist bilaterales Auftreten. Weil die Spondylose oft mehr als ein Segment betrifft, ist die Symptomatik diffuser ausgeprägt als beim unilateralen Prolaps. Es kommt ebenfalls zu Schmerzen und Muskelschwäche, eines ist aber auch ohne das andere möglich. Ob aber die Wurzelkompression durch einen Bandscheibenvorfall („soft disc") oder eine spondylotische Zacke im Foramen intervertebrale („hard disc") ausgelöst wird, hat auf das klinische Bild letztlich wenig Einfluß: es kommt zur typischen Symptomatik mit Sensibilitätsstörungen, Parästhesien, Nacken- und Armschmerzen, motorischen Ausfällen und Reflexabschwächungen.

Auf die *Diagnostik* bei Verdacht auf zervikalen Bandscheibenvorfall wurde bereits eingegangen (S. 35 ff.). Grundlage ist immer der klinische Befund. Falls jedoch eine Operationsindikation abgeklärt werden muß, sind instrumentelle Zusatzuntersuchungen unerläßlich. Unverzichtbar sind Röntgenaufnahmen in 4 Ebenen. Den nächsten Schritt stellt die Computertomographie dar, die in vielen Fällen ausreichende Informationen liefert. In den meisten Fällen kann man bisher auf die zervikale Myelographie nicht verzichten, möglicherweise kann diese invasive Technik zukünftig durch die Kernspintomographie weitgehend ersetzt werden. Zur Objektivierung der subjektiven Beschwerden stellt auch das EMG eine wertvolle Ergänzung dar.

Die *Therapie* des Zervikalsyndroms durch Bandscheibenvorfälle oder spondylotische Zacken umfaßt eine Palette sehr unterschiedlicher Maßnahmen, die je nach Ausprägung des klinischen Bildes abgestuft zum Einsatz kommen. Die Behandlung hat dabei neben den mechanischen Krankheitsursachen auch die Sekundäreffekte wie Haltungsfehler und Muskelverspannungen zum Ziel, damit der Circulus vitiosus (Gefügestörung – Muskelverspannung – Schmerz – verstärkte Gefügestörung – verstärkte Schmerzauswirkung auf die Psyche) durchbrochen wird.

Das *zervikale Lokalsyndrom* und das *zervikozephale Syndrom* sind eine Domäne der konservativen Therapie.

> Ziele der konservativen Behandlung sind Schmerzbeseitigung, Wiederherstellung der Beweglichkeit und Beseitigung der Muskelverspannungen, sofern keine massiven neurologischen Ausfälle vorliegen.

Sehr wirksam sind schon *lokale Wärmeanwendungen* bei akuten Schmerzzuständen, die hyperämisierend und muskelentspannend wirken. Die Art der Applikation kann verschieden gewählt werden: direkter Wärmekontakt (Heizkissen u. ä.), strahlende Wärme (Rotlicht, Heißluftkasten), Fango- und Moorpackungen.

Von besonderer Bedeutung ist die *Ruhigstellung* mit der Schanz-Krawatte oder ähnlichem, die aber optimal angepaßt sein muß (zu kleine Krawatten sind wirkungslos, zu große bewirken eine Hyperextension und können die Beschwerden verstärken). Die wohltuende Wirkung einer solchen Krawatte beruht auf Ruhigstellung, Wärmewirkung und Entlastungshaltung. Durch die Ruhigstellung werden die Bewegungen ausgeschaltet, die durch mechanische Reizung an den Nervenwurzeln und dem hinteren Längsband zur Schmerzauslösung führen. Außerdem wird die verspannte Hals-Nackenmuskulatur entlastet, indem ein Teil des Kopfgewichtes auf den Schultergürtel abgeleitet wird. Die Krawatte wird anfangs Tag und Nacht getragen (einige Tage bis 3 Wochen, aber nicht länger als 6–8 Wochen, da es sonst zur Muskelatrophie kommen kann). Nach dem stundenweisen Ablegen der Krawatte können zunächst wieder isometrische Muskelkräftigungsübungen erfolgen.

Unterstützend wird eine *medikamentöse Therapie* eingeleitet. In der akuten Schmerzphase sind meist stärkere Analgetika erforderlich (Salizylsäurepräparate oder Antirheumatika wie z. B. Voltaren). Durch Zugabe eines Kortikosteroids[1] (cave Magenanamnese und Blutbildveränderungen!), das allerdings nur wenige Tage gegeben werden soll, kann die antiphlogistische Wirkung und Schmerzhemmung noch erheblich gesteigert werden. Auch die Zugabe neurotrop wirkender B-Vitamine wird oft propagiert, ihre Effizienz ist jedoch umstritten. Sehr effektiv sind dagegen Medikamente mit zentral wirkender Muskelrelaxation und starker sedierender Wirkung (z. B. Valium) oder schwächerer sedierender Wirkung (z. B. Muskel-Trancopal). Diese Präparate unterbrechen recht zuverlässig und rasch den oben geschilderten Circulus vitiosus, sollten aber ebenfalls nur über kürzere Zeit genommen werden. Bei den häufig gleichzeitig vorliegenden depressiven Verstimmungen und vestibulären Störungen sind Präparate wie z. B. Dogmatil wirkungsvoll, gelegentlich sind jedoch auch Psychopharmaka erforderlich. Manchmal sieht man überraschende Erfolge mit Medikamenten, die auf das sympathisch-ergotrope System wirken (z. B. Hydergin oder Dihydergot).

Bei hartnäckigen und sehr schmerzhaften Muskelverspannungen kann eine *lokale Injektionsbehandlung* indiziert sein, die auf verschiedene Weise möglich ist. Ungefährlich und manchmal sehr erfolgreich ist die Quaddelung hyperpathischer Hautareale mit Lokalanästhetika, die wahrscheinlich über eine Blockierung des nozizeptiven Reflexes wirken. Ebenfalls wirksam ist die gezielte Infiltration schmerzhafter Muskelverspannungen mit kleinen Mengen (1–2 ml) eines Lokalanästhetikums. Vielfach werden auch zervikale Blockaden des Sympathikus und der Nervenwurzeln ausgeführt. Damit soll eine Desensibilisierung der gereizten Spinalnervenwurzel und vorübergehende Ausschaltung des Halssympathikus erreicht werden. Am bekanntesten ist die Technik nach Reischauer, bei der von dorsal her die unteren Zervikalwurzeln mit einem Lokalanästhetikum für mehrere Stunden blockiert werden. Die Behandlung wird über mehrere Sitzungen fortgesetzt und ist vor allem beim akuten Zervikalsyndrom mit kurzer Anamnese und jüngeren Patienten gut wirksam. Zu bedenken sind allerdings Komplikationsmöglichkeiten (Pneumothorax, intravasale Injektion mit

---

[1] z. B. Fortecortin

Kreislaufkollaps oder lokale Hämatome durch Verletzung arterieller Gefäße), weshalb diese Therapieform in die Hände des speziell Geübten gehört.

Mechanische Behandlungsmaßnahmen erfordern eine strenge Indikationsstellung. In der akuten Schmerzphase, insbesondere beim Vorliegen von Gefügelockerung und Hypermobilität, sind derartige Therapieformen nicht indiziert, da sie die Schmerzen eher verstärken. Erst nach Abklingen der Akutphase kann mit leichten *Massagen* begonnen werden (Streich-, Knet- und Druckmassage, eventuell auch Bindegewebsmassage). Bei jüngeren Patienten, Bewegungsblockierungen und diskreten Bandscheibenprotrusionen kann auch eine milde *Extensionsbehandlung* mit der Glisson-Schlinge Erleichterung bringen; dadurch können kleinere Protrusionen eventuell zurückschlüpfen und abnorme Wirbelgelenkstellungen reponiert werden. Bei älteren Patienten ist diese Form der Mobilisierung nicht sinnvoll, weil damit nur der altersbedingten Versteifung einzelner Segmente entgegengewirkt wird.

Auch die *manuelle Therapie* verfolgt das Ziel, Gelenkblockierungen zu lösen und gegebenenfalls kleineren Protrusionen durch Distension des Zwischenwirbelraums die Chance zu geben, in ihre ursprüngliche Lage zurückzugleiten. Dies geschieht überwiegend mit sog. Traktionshandgriffen; Sprenghandgriffe mit Rotation der Halswirbelsäule sind wegen der Nähe des Halsmarks und der A. vertebralis unter Umständen gefährlich. Indiziert ist diese Therapie bei jüngeren Patienten mit akuten Blockierungen ohne ausgeprägte Muskelverspannungen. Nicht indiziert ist die manuelle Therapie dagegen bei starker Erhöhung des Muskeltonus (z. B. Tortikollis) und radikulär ausstrahlenden Schmerzen. Weitere Kontraindikationen sind alle Beschwerdezustände aus den Bereichen des zervikobrachialen und zervikomedullären Syndroms, bei denen ein Bandscheibenprolaps als Ursache infrage kommt; hierbei könnten forcierte manualtherapeutische Handgriffe zu einer noch stärkeren Verlagerung von Bandscheibengewebe mit deletären Folgen (Querschnittlähmung!) führen. Auch bei einer osteophytär bedingten Stenose der A. vertebralis ist die Manualtherapie gefährlich, da hierdurch das Lumen vollständig verschlossen werden kann. Wie für die Extensionsbehandlung, so gilt auch für die Manualtherapie, daß sie bei älteren Patienten nicht eingesetzt werden sollte, damit die einsetzende Segmentversteifung nicht erneut mobilisiert wird.

Auch posttraumatische Zervikalsyndrome gehören nicht in das Feld der manuellen Therapie, da die verletzten Halsweichteile der Ruhigstellung zur Ausheilung bedürfen.

> Manualtherapie und Extensionsbehandlung erfordern eine sehr gewissenhafte Indikationsstellung und sollten nur von speziell Erfahrenen angewendet werden, da sonst mehr Schaden als Nutzen gestiftet wird.

Zervikales Lokalsyndrom und zervikozephales Syndrom bedürfen nur in Ausnahmefällen einer *operativen Behandlung*. Eine solche Indikation ist z. B. dann gegeben, wenn eine echte spondylogene Strombahneinengung der A. vertebralis mit entsprechender klinischer Symptomatik und relevantem angiographischen Befund vorliegt (Technik s. S. 51 ff.). Auch bei therapieresistenter Okzipitalisneuralgie ist manchmal ein operativer Eingriff erforderlich (Durchtrennung des Nerven nach seinem Durchtritt durch die Membrana atlantooccipitalis oder Hinterwurzeldurchschneidung = dorsale Rhizotomie von C 1 bis C 3).
Wesentlich häufiger ergibt sich die Notwendigkeit der operativen Behandlung beim *brachiozervikalen Syndrom*. Grundsätzlich wird man hier ebenfalls einen konservativen Therapieversuch unternehmen (sofern keine massiven neurologischen Ausfälle vorliegen!) und hat auch vielfach Erfolg. Ein operativer Eingriff muß aber dann erwogen werden, wenn unbeeinflußbare Schmerzen und zunehmende neurologische Ausfälle bestehen oder eine Kompression des Halsmarks oder der Nervenwurzeln nachgewiesen wird. Die Mehrzahl der Patienten durchlebt einen langen Leidensweg mit Spontanremissionen und vorübergehenden Erfolgen konservativer Therapiebemühungen, bis der Leidensdruck schließlich doch zur Operation drängt.

Die *Operationsindikation* ist absolut gegeben bei

- Bandscheibenvorfall oder ausgeprägten spondylotischen Randzacken mit Zeichen der Halsmarkschädigung (Myelopathie),
- Bandscheibenvorfall oder ausgeprägten spondylotischen Randzacken mit Brachialgie,
- instabilem Bewegungssegment.

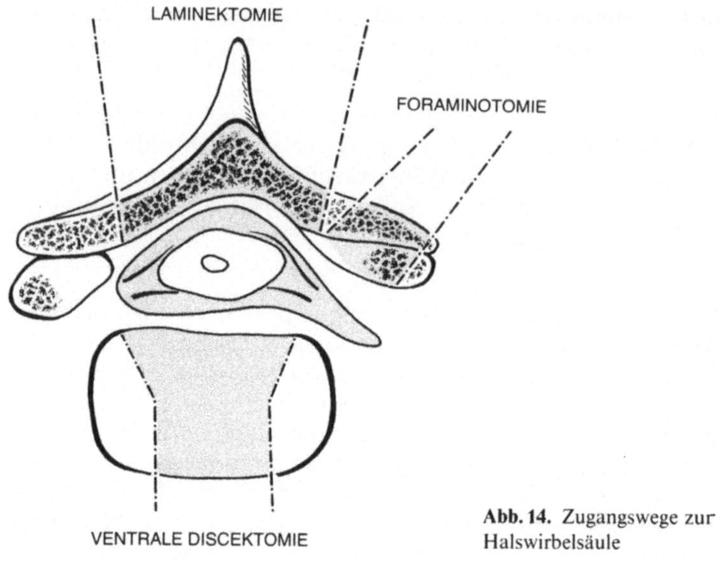

Abb. 14. Zugangswege zur Halswirbelsäule

Eine *relative Operationsindikation* besteht beim zervikozephalen Syndrom, sofern eine spondylogene Einengung der A. vertebralis nachweisbar ist und eine entsprechende Symptomatik besteht.

Der Eingriff (Abb. 14) ist prinzipiell von dorsal oder von ventral möglich. Von hinten sind die dorsalen Elemente der Wirbel sowie die dorsalen und dorsolateralen Anteile des Spinalkanals und seines Inhalts leichter zu erreichen. Dies gilt für die relativ seltenen dorsalen Einengungen der Foramina intervertebralia durch arthrotische Veränderungen der Wirbelgelenke, die wirkungsvoll durch eine dorsale Foraminotomie mit Teilresektion der Wirbelgelenke behandelt werden können. Bei Myeloradikulopathien mit überwiegend dorsaler Kompression durch hypertrophische Ligamenta flava oder knöcherne Veränderungen an den Wirbelgelenken ist manchmal eine Hemilaminektomie, seltener auch eine Laminektomie indiziert, z. B. bei beidseitigen dorsalen Einengungen der Foramina intervertebralia oder zur langstreckigen Entlastung des Halsmarks bei der spondylogenen Myelopathie. Dem dorsalen Zugang haften die prinzipiellen Nachteile an, daß eine Zunahme der abnormen Beweglichkeit mit eventuell erneuter Osteophytenbildung möglich ist und die ventralen Anteile des Spinalkanals nicht erreicht werden können. Die Entscheidung zum dorsalen Zugang verlangt somit eine präzise Indikation.

Häufiger kommen die ventralen Zugänge in Betracht, mit denen die Höhen C3 bis C7, die am häufigsten von Bandscheibenvorfällen und Osteophyten betroffen sind, leicht und sicher zu erreichen sind. Auf diese Weise können Wirbelkörper, Bandscheiben und der ventrale Spinalkanal sowie die osteophytären Zacken, die am ventralen Rand des Spinalkanals und der Foramina lokalisiert sind, gut dargestellt werden. Die prinzipiellen Vorzüge der ventralen Zugänge liegen darin, daß die ventralen Osteophyten sicher entfernt werden können und durch die Fusion des betroffenen Segmentes eine dauerhafte Ruhigstellung erreicht wird. Von Nachteil sind die zunehmende Belastung oberhalb und unterhalb des operierten Segmentes und die fehlende Zugangsmöglichkeit zu den dorsalen Anteilen, von denen ebenfalls Druck auf die neuralen Elemente ausgeübt werden kann.

Isolierte Einengungen der Foramina intervertebralia von ventral oder von dorsal können auch gut von anterolateral angegangen werden, wobei der operative Aufwand gering und die Gefahr der Verletzung der Wirbelgelenke gleichfalls minimal sind.

Die Auswahl des Zugangsweges wird flexibel gehandhabt und richtet sich in der Hauptsache nach der Lokalisation der Kompression: Der hintere Zugang hat sein Hauptanwendungsgebiet beim kongenital engen Spinalkanal; da die meisten Kompressionen aber durch ventrale Bandscheibenvorfälle oder Osteophyten verursacht werden, ist viel häufiger der vordere Zugang angebracht.

> Ventrale und dorsale Zugänge sind keine Konkurrenzverfahren, sondern indikationsbedingte Alternativen.

Ventrale Operation nach Cloward (Abb. 15)

Bei der Originalmethode nach Cloward werden die benachbarten Wirbelkörper mit dem Handbohrer so trepaniert, daß der Zwischenwirbelspalt genau in der Mitte liegt. Bei unilateralem Bandscheibenvorfall oder Operation in zwei Höhen erfolgen die Trepa-

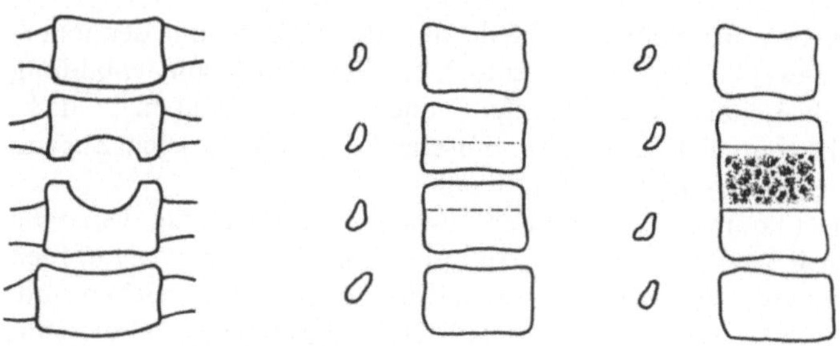

Abb. 15. Ventrale Operation nach Cloward

nationen seitlich versetzt und – in allen Fällen – bis auf das hintere Längsband. Wichtig sind die sorgfältige Entfernung der spondylotischen Zacken und die Eröffnung der ventralen Zirkumferenz der Foramina intervertebralia mit feinen Stanzen. Die Fusion der Wirbelkörper geschieht durch einen zylindrischen Knochendübel, der mit der Hohlfräse aus dem Beckenkamm entnommen wird. Der Dübel hat einen um 2 mm größeren Durchmesser als die Trepanation, wodurch der Zwischenwirbelspalt leicht erweitert wird.

Dieses Verfahren hat mehrere Vorteile:

- genormte Größenordnung der Fusion und Wirbelkörperstrekkung,
- durch Aussparen des Bandapparates werden die benachbarten Wirbelkörper fest auf den Dübel gepreßt, was Pseudarthrosen verhindert und die Einheilungszeit verkürzt,
- die Foramina intervertebralia werden etwas erweitert,
- die spondylotischen Zacken können bis zur Basis dargestellt und nach beiden Seiten entfernt werden.

Nachteilig kann sich auswirken, daß bei asymmetrischer Trepanation die Eröffnung des weiter entfernten Foramen intervertebrale schwierig und nur durch Erweiterung der Trepanation zu erreichen ist; dies kann zur Instabilität des Dübels führen. Da die Kortikalisscheiben des Dübels nur durch Spongiosa verbunden sind, kann bei ungleicher Druckbelastung der Kortikalisscheiben die Spongiosaverbindung brechen und die ventrale Kortikalisscheibe luxieren, was zu einer postoperativen Kyphose führen kann; derartige kyphotische Fehlstellungen müssen aber das klinische Resultat nicht negativ beeinflussen. Bei Operationen in zwei Höhen kann u. U. der beidseits trepanierte Wirbelkörper zusammenbrechen.

Ventrale Operation nach Robinson-Smith/Dereymaeker-Mulier (Abb. 16)

Bei dieser Technik wird nach Inzision des vorderen Längsbandes der Zwischenwirbelraum aufgespreizt und das Bandscheibengewebe ausgeräumt. Mit einer hochtourigen Fräse werden sodann die spondylotischen Randwülste abgetragen, die Foramina nach beiden Seiten erweitert und die Knorpelbedeckung über den benachbarten Deckplatten vollständig entfernt. Die Fusionierung der Wirbelkörper erfolgt mit einem Knochenkeil aus Beckenkamm, Tibia oder Fibula; auch homologer Knochen (Kieler Knochenspan) kann verwendet werden. Dieser Keil hat den Vorzug, daß die zentrale Spongiosa U-förmig von Kortikalis umgeben ist, seine Tragfähigkeit somit größer als die des zylindrischen Cloward-Dübels ist. Weitere Vorteile der Methode sind:

- breite, übersichtliche Darstellung des gesamten Intervertebralraums, wodurch das Arbeiten mit der Fräse sehr erleichtert wird,
- ein Zusammenbrechen des Wirbelkörpers bei Operationen in zwei Höhen ist nicht zu befürchten.

Die Dicke des Knochendübels muß individuell festgelegt werden: bei zu hohem Dübel kann eine Subluxation der Wirbelgelenke eintreten, bei zu flachem Keil besteht ebenfalls die Gefahr der Luxation. Eine Gibbusbildung kann eintreten, wenn nach Resektion der benachbarten Wirbelkörperdeckplatten der Keil in die Spongiosa des Wirbelkörpers einbricht.

Bei beiden ventralen Operationsverfahren ist es fast immer erforderlich, das hintere Längsband gleichfalls zu eröffnen und zu resezieren, um spondylotische Zacken bis zur Basis entfernen zu können oder einen durch das hintere Längsband perforierten Bandscheibensequester nicht zu übersehen. Anstelle des Eigenknochendübels kann auch lyophilisierter Fremdknochen oder Knochenzement (Palacos, Sulfix) verwendet werden. Wir verwenden seit Jahren diese Technik, ohne davon Nachteile gesehen zu haben.

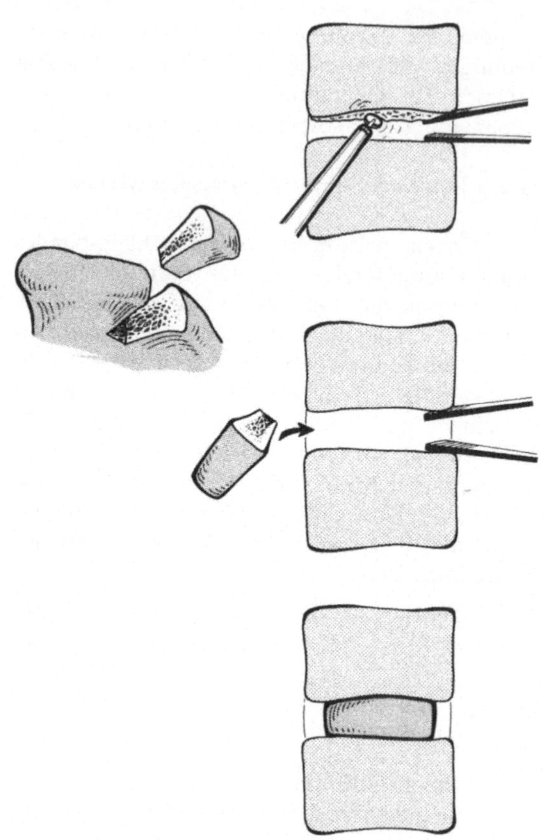

Abb. 16. Ventrale Operation nach Robinson-Smith/Dereymaeker-Mulier

Dabei werden 1–1,5 ml des zähflüssigen Materials (Polymethylme-
thacrylat) nach Anlegen zweier Bohrnuten in den Zwischenwirbelraum eingebracht; zur Vermeidung von Hitzenekrosen an Nervenwurzeln und Halsmark durch die Polymerisationswärme wird der
Raum ventral und lateral mit Fibrinschwämmchen ausgekleidet.
Postoperativ wird nach den ventralen Operationen zur Ruhigstellung für die Dübeleinheilung für 4–6 Wochen eine Schanz-Krawatte angelegt (Abb. 17 a–c).

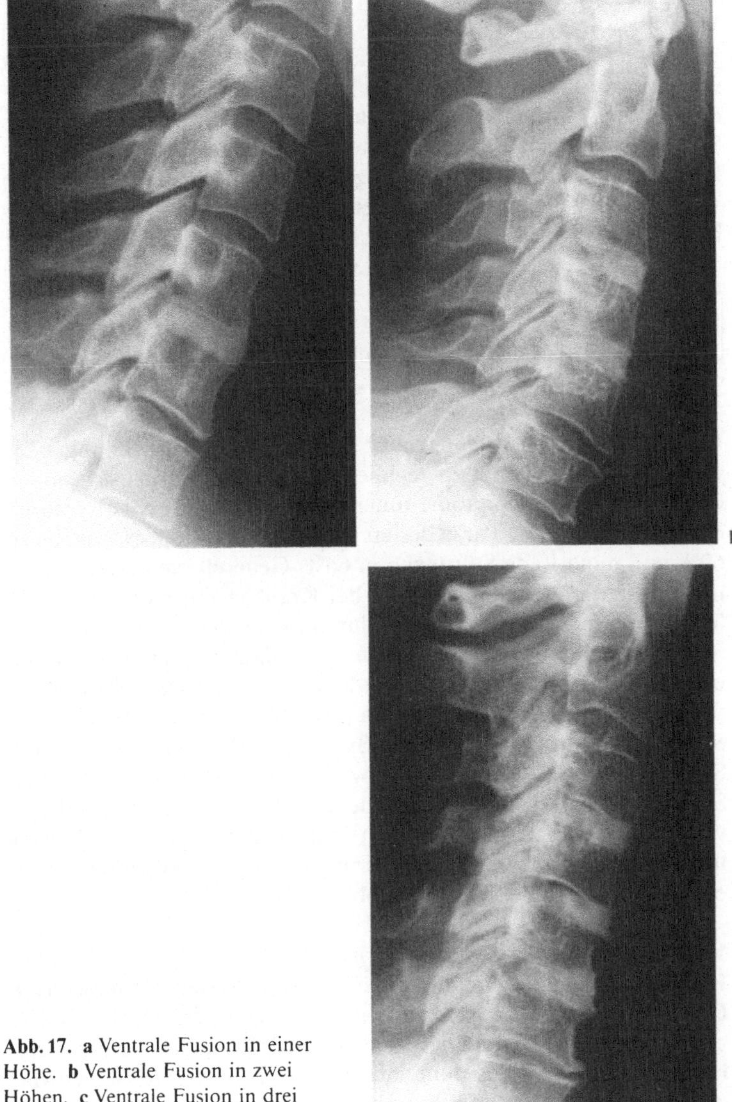

Abb. 17. **a** Ventrale Fusion in einer
Höhe. **b** Ventrale Fusion in zwei
Höhen. **c** Ventrale Fusion in drei
Höhen

Eine gebräuchliche Modifikation der ventralen Operation ist der Verzicht auf eine Fusionierung des Segmentes. Dabei müssen jedoch die Foramina intervertebralia besonders großzügig erweitert werden, weil kein Transplantat die Wirbelkörper auseinanderdrängt, die Foramina erweitert und die Nervenwurzeln entlastet. Später kommt es zu einem leichten Zusammensintern der Wirbelkörper ventral und dorsal mit Engstellung der Foramina. Innerhalb von etwa 3 Monaten tritt dann eine spontane Fusion der benachbarten Wirbelkörper ein.

Bei schwerer Spondylose und posttraumatischer Instabilität sollte auf die Fusionierung nicht verzichtet werden.

Mit den ventralen Zugängen ist in etwa 80% mit Heilung oder wesentlicher Besserung zu rechnen. Die Heilungsquote ist jedoch für die einzelnen Symptome unterschiedlich: das Zervikalsyndrom bessert sich in 89%, Parästhesien in 77%, Sensibilitätsstörungen in 69% und motorische Störungen in 66%. Generell die besten Ergebnisse (über 90% Heilungen) sind bei Kranken mit monosegmentalen Symptomen zu erzielen, die durch akute weiche Prolapse oder Sequester ausgelöst wurden und im Akutstadium diagnostiziert und operiert werden. An aufklärungspflichtigen spezifischen Komplikationen muß mit Rekurrenzparesen (7%), Luxation des Dübels (6%), Schluckstörungen (3%), Horner-Syndrom (2%) sowie medullären Störungen und Osteomyelitis (jeweils um 1%) gerechnet werden. Seltenere Komplikationen sind Pneumothorax, Verletzungen der A. vertebralis, Pharynxperforationen und Verletzungen des Ductus thoracicus sowie an allgemeinchirurgischen Komplikationen postoperative Infektionen und Nachblutungen.

Ventrolaterale Operation nach Verbiest
Hierbei erfolgt der Zugang zunächst wie bei der Methode nach Cloward. Das Tuber caroticum wird dargestellt, die Muskelansätze abgelöst. Nach Darstellung und Lateralabdrängung der A. vertebralis unter dem Tuberculum anterius von C6 kann die Nervenwurzel freipräpariert und der Processus uncinatus abgetragen werden. Das weitere Vorgehen entspricht im wesentlichen den zuvor

beschriebenen Techniken. Komplikationsmöglichkeiten ergeben sich aus Verletzungsgefahren für das Ganglion stellatum, den zervikalen Grenzstrang, den N. vertebralis, die A. vertebralis und eventuell auch radikulärer Gefäße. Die Resultate dieser Operationsmethode entsprechen in etwa denen der anderen ventralen Zugänge.

Dorsale Foraminotomie nach Frykholm

Der Patient sitzt schräg auf dem Operationstisch. Der Kopf wird in leichter Beugehaltung fixiert, im Verlaufe des Eingriffs zur Erleichterung des Zugangs nach ventral jedoch leicht retroflektiert. Die Nackenmuskulatur wird von Dornfortsätzen und ventralen Wirbelbögen nach lateral bis zu den Gelenkfortsätzen abgetrennt, das Ligamentum flavum weit lateral durchtrennt, wobei meist Unterrandteile des kranialen Wirbelbogens reseziert werden müssen. Mit der Fräse werden dann die dorsale Hälfte des Wirbelgelenks sowie lateral auch der dorsale Wirbelbogen im Sinne einer Hemifacettektomie abgetragen, bis die Nervenwurzel dargestellt ist. Unter Umständen muß auch der dorsale Anteil des Processus uncinatus unter der Wurzel mit einer feinen Fräse reseziert werden. Sodann erfolgt die extradurale Radikolyse (Befreiung der Nervenwurzel von beengenden Protrusionen oder fibrotischem Epiduralgewebe), gegebenenfalls auch die Extraktion freier Bandscheibensequester. Der Eingriff kann erforderlichenfalls auch in zwei Höhen erfolgen, ausgedehntere Eingriffe gefährden wegen der partiellen Gelenkresektion Motilität und Stabilität der Halswirbelsäule. An spezifischen Komplikationen muß die Gefährdung des Halsmarks berücksichtigt werden.
Postoperativ wird für 4–6 Wochen eine Halskrawatte getragen, bis sich das Segment ausreichend stabilisiert hat. Zur Kräftigung der Nacken-Schultermuskulatur sind isometrische Spannungsübungen sinnvoll, die anfangs unter krankengymnastischer Anleitung, später auch vom Patienten allein durchgeführt werden können. Schwierigkeiten bereitet im Anfang oft das Autofahren, vor allem das Rückwärts-Einparken. Für die Nachtruhe ist es zu empfehlen, ein kleines, festes Kopfkissen zu benutzen, weil die zu starke Abknickung des Kopfes wieder zu Beschwerden führen kann. Da auch Unterkühlung die Schmerzen auslösen kann, wird dem Patienten geraten, darauf zu achten und in der kalten Jahreszeit einen Schal zu tragen.

2.6.2 Die zervikale Myelopathie

Die didaktische Unterscheidung zwischen zervikalem Bandscheibenvorfall und zervikaler Myelopathie ist nur bedingt berechtigt, da beiden Krankheitsbildern sowohl Bandscheibenvorfälle als auch spondylotische Veränderungen an der Halswirbelsäule zugrunde liegen können. Die Differenzierung wird gewählt, weil im klinischen Sprachgebrauch der zervikale Bandscheibenvorfall meist mit dem zervikobrachialen Syndrom, die zervikale Myelopathie mit dem medullären Syndrom assoziiert wird.

Pathophysiologie und Biomechanik sind zum Teil noch ungeklärt. Unter dem Terminus „zervikale Myelopathie" sind alle Rückenmarkschädigungen durch Einengung des Wirbelkanals zusammengefaßt. Dies kann akut oder subakut durch einen medialen Bandscheibenvorfall, viel häufiger aber chronisch durch Spondylosis deformans und Osteochondrose geschehen. Die Folgen sind Querschnittsyndrome unterschiedlicher Ausprägung, das Brown-Sequard-Syndrom oder ein Spinalis-anterior-Syndrom. Je nach Akuität der Krankheitsentwicklung lassen sich akute (Dauer 1–4 Monate), subakute (Dauer 5–12 Monate) und chronische Verlaufsformen (Dauer über 1 Jahr) unterscheiden.

Besonders gefährdet sind Menschen mit einem anlagebedingt engen Spinalkanal. Hierbei können schon geringe zusätzliche Einengungen durch Spondylose oder Luxation das Halsmark schädigen. Die konstitutionelle Enge des zervikalen Spinalkanals ist in verschiedenen Formen möglich. Am häufigsten (etwa 90%) wird sie durch eine Hypoplasie der Wirbelbögen bedingt, wodurch der a.-p.-Durchmesser signifikant verringert wird (bei einem Durchmesser von unter 15 mm spricht man von einer relativen, bei unter 10 mm von einer absoluten Einengung). Seltener kommt es zu einer Stenose durch transversale Fehlstellung der Bogenwurzeln, wodurch die Gelenkfortsätze zum Spinalkanal verlagert werden und den Kanaldurchmesser einengen. Gleichfalls selten führt eine Hypertrophie der Wirbelkörper (Platyspondylie) zu einer Kanalstenose. Alle Formen der anlagebedingten Kanalstenose sind häufig mit anderen Fehlbildungen (z. B. Blockwirbelbildung) vergesellschaftet, nicht selten ist auch die Kombination mit einer Enge des lumbalen Spinalkanals.

Zusätzliche Risikofaktoren für das Entstehen einer zervikalen Myelopathie sind osteochondrotische Gefügelockerungen, umschriebene Fixierung des Halsmarks durch arachnoidale Verwachsungen, Gibbus und schwere Kyphoskoliose. Das Krankheitsbild tritt bei Männern etwa 3 mal häufiger auf als bei Frauen und hat sein Häufigkeitsmaximum im 4. und 5. Lebensjahrzehnt.

Die *Anamnese* kann sehr unterschiedlich lang sein (Monate bis Jahre, im Mittel um 1 Jahr). Charakteristischerweise wird nur selten über Beschwerden von Seiten der Halswirbelsäule geklagt. Im Vordergrund (¾ der Fälle) stehen vielmehr Klagen über motorische Störungen, die meist zuerst an den Beinen auftreten und wie eine Claudicatio intermittens spinalis imponieren (s. S. 146).

Leitsymptom der zervikalen Myelopathie ist die Gangstörung.

Die Gangstörungen können als leichte Unsicherheit beim Gehen auf unebenen Flächen bis zur völligen Gehunfähigkeit reichen. Noch häufiger bestehen am Anfang nur Parästhesien in Armen und Beinen (in ⅔ der Fälle), oft auch mit Schwindelgefühl kombiniert. Manchmal treten auch Hirnnervenstörungen auf (z. B. Schluckstörungen). Der Verlauf ist ausgesprochen chronisch, manchmal auch schubweise.

Bei der *klinischen Untersuchung* finden sich oft leichte bis stärkere Bewegungseinschränkungen der Halswirbelsäule. Die motorischen Störungen an den oberen Extremitäten (in etwa 50% der Fälle) äußern sich überwiegend als Schwäche und Atrophie der Handmuskulatur, oft mit Faszikulationen verbunden. Zusätzlich bestehen meist Sensibilitätsstörungen, die oft fleckförmig-diffus verteilt sind oder als dissoziierte Empfindungsstörung für Schmerz und Temperatur imponieren. Besonders kennzeichnend sind die medullären Symptome an den Beinen: Bei allen Patienten finden sich in unterschiedlicher Ausprägung Zeichen der Pyramidenbahnläsion (Steigerung der Sehneneigenreflexe, pathologische Reflexe der Babinski-Gruppe); häufig fehlen auch die Bauchhautreflexe. In ¾ der Fälle lassen sich nicht-dermatombezogene Sensibilitätsstörungen an den unteren Extremitäten nachweisen. Meist besteht auch eine Beeinträchtigung der Tiefensensibilität, oft auch eine dissoziierte Empfindungsstörung (Brown-Sequard-Syndrom). Häufig ist die Oberflächensensibilität querschnittartig gestört, oft beginnend im mittleren bis unteren Thorakalbereich. Seltener besteht eine Beeinträchtigung der Blasen- bzw. Sphinkterfunktion mit Harnretention oder Inkontinenz (etwa ¼ der Fälle). Häufig ist als Folge der Läsion spinozerebellärer Bahnen auch eine spinale Ataxie. Manchmal wird die Symptomatik durch Hyperextension der Halswirbelsäule verstärkt, wenn sich die Bänder auffalten und in den Spinalkanal vorwölben und die oberen Gelenkfortsätze nach ventral verschoben werden.

Die Myelopathie-Symptomatik stellt sich meist recht einförmig dar, unabhängig vom Auslösemechanismus. Bei der Spondylose-bedingten Form der Erkrankung entwickeln sich die Symptome langsam, episodenhaft und sind oft nicht so schwer ausgeprägt wie bei medialen Bandscheibenvorfällen. In Intervallen kann es auch zu vorübergehenden Besserungen kommen, aber nie zur völligen Normalisierung des Befundes.

Die *instrumentelle Diagnostik* beginnt auch bei diesem Krankheitsbild mit Röntgenaufnahmen. Damit können die Weite des Spinalkanals, das Ausmaß der Osteophytenbildung, die Einengung durch arthrotische Veränderungen und eine osteochondrotisch bedingte abnorme Beweglichkeit einzelner Segmente bestimmt werden. Deutliche Bandscheibenvorfälle lassen sich schon computertomographisch darstellen. In den meisten Fällen, vor allem vor einem geplanten operativen Eingriff, wird man aber auf eine zervikale Myelographie nicht verzichten, mit der sich die Kompression des Subduralraums durch spondylogene Veränderungen und ihre Lokalisation sowie Kanalstenosen am besten nachweisen lassen. Typisch sind Eindellungen der Kontrastmittelsäule in mehreren Etagen, vor allem in Funktionsstellung. In Retroflexionshaltung stellt sich manchmal ein passagerer Kontrastmittelstopp dar, ein kompletter Stopp ist dagegen selten. Die Liquordiagnostik ist meist wenig aussagekräftig; bei starker spondylogener Passagebehinderung kann mit dem Queckenstedt-Versuch eine Verzögerung des lumbalen Druckanstieges nachgewiesen werden. Die Elektrodiagnostik (EMG, NLG) ist vor allem differentialdiagnostisch wichtig und gibt in Zweifelsfällen Hinweise zur Höhendiagnostik. Differentialdiagnostisch auszuschließen sind Spinalis-anterior-Syndrom, Encephalomyelitis disseminata, amyotrophische Lateralsklerose,

60

funikuläre Spinalerkrankung, Syringomyelie und Rückenmarktu-
moren.

Zur Diagnose der chronischen zervikalen Myelopathie sind demnach zu fordern:

- entsprechende anamnestische Hinweise,
- neurologische Befunde mit Hinweis auf Halsmarkschädigung,
- computertomographischer und/oder myelographischer Nachweis der zervikalen Raumbeengung,
- Ausschluß anderer Erkrankungen.

Die *Therapie* dieser Erkrankung muß ihren meist progredienten
Verlauf berücksichtigen. Die Möglichkeiten der konservativen
Behandlung sind begrenzt. Durch Bettruhe, Ruhigstellung der
Halswirbelsäule, abschwellend wirkende Kortikosteroide[1] und
Osmotherapeutika zur Verbesserung der gestörten Mikrozirkulation
im Halsmark sind zwar Besserungen möglich, doch setzt bei erneu-
ter Belastung der progrediente Krankheitsverlauf bald wieder
ein.

Die *operative Behandlung* der zervikalen Myelopathie ist somit die
Therapie der Wahl und hat die frühzeitige Entlastung des Rückenmarks zum Ziel. Bei der Mehrzahl der Operierten sind Schmerzlinderung, Stabilisierung und Verminderung der neurologischen Ausfälle zu erreichen, wenn die Operationsindikation sorgfältig gestellt
wird.

> Die Operation ist grundsätzlich indiziert, wenn eine Progres-
> sion des neurologischen Bildes besteht.

Bei jahrelang bestehenden neurologischen Ausfällen ist eine Operation dagegen wenig erfolgversprechend.

Die Operation kann mit drei unterschiedlichen Methoden ausgeführt werden:

- *umschriebene Laminektomie* von 2–3 Wirbelbögen in Höhe der
  Kompression, wobei die Dura eröffnet wird und die Ligamenta
  denticulata beidseits durchtrennt werden. Die Ergebnisse dieser
  Operationsmethode sind allenfalls befriedigend.

---

[1] z. B. Fortecortin

- *ausgedehnte Laminektomie* bis weit nach lateral unter Einschluß einer dorsalen Foraminotomie ohne Duraeröffnung. Die Indikation zu dieser Methode geht davon aus, daß nur durch eine großzügige knöcherne Dekompression eine dauerhafte Druckentlastung des Halsmarks möglich ist. Der Anteil guter Resultate ist bei dieser Technik deutlich größer. Trotzdem ist nach größeren Statistiken nur in etwa 40–60% eine merkliche Besserung des neurologischen Status zu erreichen. Typische, wenn auch seltene postoperative Komplikationen sind eine zunehmende Spondylose, begünstigt durch die verstärkte Motilität, und in etwa 10% eine Subluxationsstellung.

- *ventrale oder ventrolaterale Fusion* unter der Vorstellung, daß die entscheidenden pathologischen Veränderungen ventral gelegen sind und die anlagebedingte Enge des zervikalen Spinalkanals in ihrer pathogenetischen Bedeutung nur eine untergeordnete Rolle spielt. Die gleichzeitig erfolgende Fusion führt zu einer Blockierung der Segmente und schaltet damit den Bewegungsfaktor in der Genese der chronischen Markschädigung aus. Der Eingriff kann über maximal 3 Segmente ausgedehnt werden, bei darüberhinausgehenden Operationen drohen Gefahren für die Stabilität und Beweglichkeit. Der Eingriff läßt in etwa die gleichen Resultate wie die ausgedehnte Laminektomie erwarten, ist jedoch weniger belastend und auch älteren Kranken zuzumuten.

Unabhängig von der gewählten Operationsmethode wird das postoperative Resultat entscheidend bestimmt durch die Dauer der Erkrankung, insbesondere der Markschädigung. Schwere Syndrome von kürzerer Dauer sind prognostisch günstiger als mittelschwere Syndrome längerer Dauer. Während bei Akutfällen in über 70% mit Besserung zu rechnen ist, sind es bei den chronischen Formen etwa 20%; in diesen Fällen wird der chronische medulläre Krankheitsprozeß durch die gestörte Biomechanik und spinale Durchblutungsstörung unterhalten. Grundsätzlich ist davon auszugehen, daß bei der spondylogenen Myelopathie lediglich das Fortschreiten der Erkrankung aufgehalten werden kann, während bei diskogener Ursache Besserungen möglich sind, abhängig von der Dauer der Erkrankung. Die Sensibilitätsstörungen bessern sich bei ⅓, die Gehbehinderung bei ⅔, die diffusen Mißempfindungen und Miktionsstörungen bei ⅓ der Operierten; die Tonusstörungen bestehen jedoch meist weiter.

Die oft unbefriedigenden Operationsergebnisse liegen zum Teil wahrscheinlich auch an einer etwas zu großzügigen Indikationsstellung zur Operation (Übersehen einer neurologischen Systemerkrankung, Unterschätzen konkurrierender Kausalfaktoren, z. B. eines generalisierten Gefäßleidens, welche für die Ausprägung des klinischen Bildes zumindest von gleicher Bedeutung sein kann wie die Raumbeengung durch degenerative Veränderungen).

2.6.3 Das traumatische Zervikalsyndrom

Nicht selten geben Patienten mit einem Zervikalsyndrom anamnestisch ein Trauma an. Bei intakten Bandscheiben und Bandapparat im Jugendalter können auch stärkere Gewalteinwirkungen ohne Folgen bleiben. Wenn aber bereits degenerative Vorschädigungen bestanden, sind traumatische Schäden leicht möglich.
Durch die exponierte Lage kommen Verletzungen der Halswirbelsäule aus vielen Anlässen vor. Je nach Stärke und Richtung der Gewalteinwirkung können durch forcierte Streckung, Beugung, Seitneigung oder Drehung Kontusionen und Distorsionen der Halswirbelsäule, Bänderzerrungen, Bandscheibenzerreißungen und Wirbelfrakturen auftreten. Derartige Verletzungen ereignen sich bei Sport und Spiel (z. B. Kopfsprung in zu seichtes Wasser), als Arbeitsunfälle und am häufigsten als Verkehrsunfälle. Je nach Bewegungsablauf lassen sich die Verletzungsmechanismen klassifizieren:

Anteflexionstrauma: Bei maximaler Überbeugung der Halswirbelsäule (Anteflexion, Hyperflexion) werden die dorsalen Anteile des Bewegungssegmentes überstreckt und die ventralen Anteile komprimiert. Mögliche Folgen sind im ventralen Abschnitt Kompressionsfrakturen der Wirbelkörper und im dorsalen Abschnitt Einrisse im Anulus fibrosus, hinteren Längsband und Ligamentum interspinosum, gelegentlich auch der Kapsel der Wirbelgelenke, sowie Überdehnungen, Zerreißungen und Hämatome der Nackenmuskulatur.

Retroflexionstrauma: Durch stärkere Beschleunigung des Kopfes nach hinten bei feststehendem Rumpf oder abrupte Beschleunigung des Rumpfes nach vorn kommt es zur Retroflexion des Kopfes (Überstreckung, Hyperextension, Reklination) mit Überdehnung der Halswirbelsäule und der ventralen Bandscheibenabschnitte. Daraus können retropharyngeale Hämatome und Schluckstörungen resultieren, seltener auch Frakturen der Dornfortsätze und Wirbelluxationen. Im übrigen finden sich alle Symptome des lokalen Zervikalsyndroms, manchmal auch als Folge der Quetschung der Nn. occipitales eine Okzipitalisneuralgie.

Schleudertrauma: Bei diesem Verletzungsmechanismus erleiden Kopf und Halswirbelsäule ungebremst eine heftige Schleuderbewegung nach vorn und hinten. In typischer Weise ereignet sich dieser Mechanismus bei Auffahrunfällen: Beim Frontalaufprall kommt es primär zur Anteflexion und nachfolgend zur Retroflexion, beim Heckaufprall geht die Retroflexion der Anteflexion voraus. Bei den meisten Unfällen dieser Art (Serienauffahrunfall) kommt zum primären Heckaufprall noch ein Frontalaufprall hinzu, der die Anteflexion noch verstärkt.
Nach derartigen Schleudertraumen kann sich ein typisches klinisches Bild entwickeln. Oft besteht ein beschwerdefreies Intervall von mehreren Stunden, bis sich die Symptome des lokalen Zervikalsyndroms einstellen. In leichteren Fällen treten lediglich Nakken-Hinterkopfschmerzen und eine schmerzhafte Bewegungseinschränkung der Halswirbelsäule ein, die innerhalb der ersten Tage noch zunehmen können.
Je nach Schweregrad der Verletzung und Mitbeteiligung von Nachbarorganen können zusätzliche Symptome hinzutreten. Bei Schleudertraumen mit Wurzelirritation in der Unkovertebralregion (Druck und Zerrung der Nervenwurzeln in den Foramina intervertebralia) kann sich ein typisches posttraumatisches zervikobrachiales Syndrom entwickeln. In anderen Fällen kommt es als Ausdruck eines posttraumatischen zervikozephalen Syndroms zu Nacken-Hinterkopfschmerzen und Okzipitalisneuralgien, die sehr quälend sein und über Monate anhalten können. Bei Mitbeteiligung der A. vertebralis (vorübergehende Strombahneinengung, vor allem bei vorbestehenden degenerativen Veränderungen) mit temporärer zerebraler Mangeldurchblutung können auch Kopfschmerzen und kochleovestibuläre Störungen (Hypakusis, Ohrensausen, Schwindel) auftreten. In schweren Fällen werden auch manchmal sogenannte „drop attacks" (Pareseanfälle der unteren Extremitäten, „in die Knie sin-

64

ken", bei passagerem Ausfall der Nuclei reticulares auch kurzzeitiger Bewußtseinsverlust bei Rotation oder Extension der Halswirbelsäule) beobachtet. Die Anzeichen einer Vertebralis-Basilaris-Insuffizienz nach Traumen der Halswirbelsäule und degenerativen Veränderungen der Halswirbelsäule sollten jedoch kritisch bewertet werden, da die vagen Symptome (Kopfschmerzen, Schwindel, Unsicherheitsgefühl) weit verbreitet und vieldeutig sind.

> Die Symptomatik des Schleudertraumas kann leicht mit einer Commotio cerebri verwechselt werden.

Auch ohne direkte Gewalteinwirkung am Kopf sind initiale Bewußtseinsstörungen nicht selten (in etwa ⅓ der Fälle). Auch Hirnstammkontusionen und traumatische Gefäßschädigungen sind möglich, manchmal mit typischen computertomographischen Befunden und EEG-Veränderungen. Andererseits kann selbstverständlich auch der Mechanismus des Schleudertraumas mit Anschlagen des Kopfes zu einer echten Commotio führen.
Nur bei stärkeren Abknickungen der Halswirbelsäule kann auch das Halsmark komprimiert werden mit der Folge eines posttraumatischen zervikomedullären Syndroms. In den meisten Fällen tritt dann der sogenannte „Kneifzangenmechanismus" bei Retroflexion ein, wobei Wirbelbogen und Ligamentum flavum von dorsal und die Wirbelkörperkanten von ventral das Halsmark komprimieren. Die resultierende ventrale Markschädigung im Vorderhornbereich kann zu schlaffen Lähmungen mit Betonung der oberen Extremitäten führen. Bei Mitbeteiligung des Hinterhorn-Hinterstrang-Systems können radikuläre Brennschmerzen auftreten. In chronifizierten Fällen sind psychische Störungen (Asthenie, Depression) nicht selten. Die chronischen Beschwerden führen oft zu Alkohol-, Schlaf- und Schmerzmittelmißbrauch. Uncharakteristische Beschwerden, ein regelrechter somatischer, aber auffälliger psychischer Befund sollten vor allem hinsichtlich einer ins Auge gefaßten operativen Behandlung kritisch bewertet werden, da bei psychischer Überlagerung die Gesamtsituation durch eine Operation eher verschlimmert wird.
Die Röntgenaufnahmen der Halswirbelsäule zeigen oft eine auffällige Streckhaltung, in seltenen Fällen auch Fissuren, ventrale Kan-

tenabbrüche, Wirbelkörperrotationen oder Segmentverschiebungen.

Zur Beurteilung des Schweregrades eines Schleudertraumas ist die Dauer des beschwerdefreien Intervalls recht zuverlässig (je kürzer das Intervall, um so schwerer die Verletzung – Intervalle von über 24 Stunden gelten als unglaubwürdig). Mit einbezogen werden muß der klinisch-neurologische Befund, während der röntgenologische Befund (Steilstellung oder abnorme Aufklappbarkeit auf den Funktionsaufnahmen) über den Schweregrad der Verletzung nur wenig aussagt.

Die Behandlung des Schleudertraumas unterscheidet sich nicht grundsätzlich von der Therapie degenerativer Bandscheibenerkrankungen. Bei leichteren Distorsionen genügt die Ruhigstellung in einer gut angepaßten Halskrawatte; die Beschwerden klingen dann innerhalb von 2–3, spätestens nach 6–8 Wochen ab. Eine operative Therapie (s. S. 49 ff.) ist nur dann indiziert, wenn Gefügelockerungen oder Bandscheibenvorfälle mit entsprechenden klinischen Beschwerden und neurologischen Ausfällen bestehen.

2.7 Differentialdiagnose des zervikalen Bandscheibenvorfalls

Auf die wichtigsten Differentialdiagnosen wurde bei den klinischen Syndromen schon hingewiesen; sie seien hier summarisch noch einmal zusammengestellt:

Schmerzen und Bewegungsstörungen wie beim lokalen Zervikalsyndrom können auch bei Tumoren im HWS-Bereich (Neurinome, Meningeome, Karzinommetastasen), entzündlichen Prozessen (Spondylitiden, epidurale Abszesse), seltener auch beim M. Bechterew und Tendopathien der Dorn- und Querfortsätze auftreten. Beim akuten Schiefhals ist vor allem an traumatische Schäden (Frakturen, Subluxationen), in seltenen Fällen auch an einen Torticollis spasticus im Rahmen einer extrapyramidalen Hyperkinese zu denken.

Brachialgien wie beim zervikobrachialen Syndrom bestimmen das klinische Bild auch beim Skalenus- und kostoklavikulären Syndrom. Ausgeschlossen werden müssen auch die Medianuskompression beim Karpaltunnel-Syndrom und die Ulnariskompression beim Sulcus nervi ulnaris-Syndrom und beim Syndrom der Loge de Guyon. Seltenere Krankheitsbilder mit dem Leitsymptom der Brachialgie sind die neuralgische Schultermyatrophie, die Periarthritis humeroscapularis, Epicondylitis, Zoster-Neuralgie und der Pancoast-Tumor.

Das Leitsymptom „Kopfschmerz" beim zervikozephalen Syndrom ist so unspezifisch und vieldeutig, daß eine Aufzählung möglicher Differentialdiagnosen müßig ist. Auch das oft führende Syndrom der vertebrobasilären Insuffizienz kann verschiedene Ursachen haben; neben der unkovertebralen Arthrose mit funktioneller Vertebraliskompression ist hier vor allem auch an arteriosklerotische Veränderungen und Verlaufsanomalien des Gefäßes zu denken.

Nicht jeder Patient mit den röntgenologischen Zeichen einer zervikalen Spondylose und den klinischen Symptomen der Mark- oder Wurzelkompression leidet an einer spondylogenen Radikulopathie oder Myelopathie; ähnliche Symptome werden auch durch die amyotrophe Lateralsklerose, die multiple Sklerose oder eine demyelinisierende Erkrankung ausgelöst. Vor allem die Differentialdiagnose zwischen zervikaler Myelopathie und amyotropher Lateralsklerose bedarf größter Aufmerksamkeit: beide Erkrankungen bevorzugen das höhere Lebensalter, in dem röntgenologisch häufig Osteophyten nachweisbar sind. Hier führt am ehesten die klinische Untersuchung weiter (Nachweis von Faszikulationen und Wurzelverschmächtigungen an Armen und Beinen, Denervierungen im EMG).

Neben Brachialgien infolge zervikaler Nervenwurzelkompressionen kommt eine Vielzahl *pseudoradikulärer Syndrome* vor, die klinisch sehr ähnlich imponieren, aber ohne objektivierbare Ausfallerscheinungen einhergehen. Ihre Pathogenese ist uneinheitlich, Ursprungsorte können die interspinalen Bänder, die paravertebrale Muskulatur, Gelenkkapseln und Wirbelbogengelenke sein. Jede Irritation dieser Strukturen durch Traumen, Fehlbelastung oder degenerative Veränderungen kann durch Reizung der Nocirezeptoren im Versorgungsgebiet des N. sinuvertebralis zu Schmerzen auch ohne Kompression der Nervenwurzeln oder des Rückenmarks führen. Über die vielfältigen intersegmentalen Nervenanastomosen und interneuronalen Verschaltungen können sich Funktionsstörungen eines Bewegungssegmentes in mehrere Segmente projizieren = „pseudoradikuläres Syndrom". Die Beschwerden äußern sich in

- Nackenschmerzen, die meist in die Schultern oder zwischen die Schulterblätter ausstrahlen, manchmal auch bis in Arme oder Finger. Eine segmentale Zuordnung ist nicht möglich, oft sind die Schmerzen des Nachts am stärksten;
- Bewegungseinschränkungen der Halswirbelsäule, eventuell auch der Schultergelenke;
- diffusen Mißempfindungen (Schmerzen, Taubheit, Kribbeln, Kältegefühl), unabhängig von den Dermatomen;
- vegetativen Symptomen (livide Hautverfärbung, Schweregefühl).

2.8 Gutachterliche Aspekte beim zervikalen Bandscheibenleiden

Traumatisch ausgelöste bandscheibenbedingte Beschwerden der Halswirbelsäule werden häufig zum Gegenstand ärztlicher Begutachtungen. Diese können sich äußerst schwierig gestalten, da meist ausgeprägte subjektive Beschwerden bestehen, die objektiven Befunde dagegen spärlich sind. Besonders schwer zu beurteilen sind sogenannte Bagatellverletzungen, während schwerere Verletzungen leichter und eindeutiger zu bewerten sind. Das bunte Bild vielfältiger subjektiver Beschwerden (Spannungsgefühl in der Nakken-Schultermuskulatur, Nacken-Hinterkopfschmerzen, Konzentrationsschwäche, Antriebsarmut und Psycholabilität), vor allem nach leichteren Verletzungen, entziehen sich der Bewertung nach objektiven Kriterien.

Für die prognostische und gutachterliche Beurteilung des Schleudertraumas als Auslösemechanismus einer zervikalen Bandscheibenschädigung hat sich eine Einteilung in Schweregrade bewährt:

Grad 1: leichte Distorsion der Halswirbelsäule, die mit Nacken-Hinterkopfschmerz und leichter Bewegungseinschränkung einhergeht und ein beschwerdefreies Intervall von über einer Stunde aufweist. Röntgen- und neurologische Befunde sind unauffällig. Der Krankenstand beträgt 1–3 Wochen. Nach vorübergehendem Tragen einer Stützkrawatte klingen die Beschwerden innerhalb von 1–2 Monaten ab. Die Minderung der Erwerbsfähigkeit (MdE) liegt bis zu diesem Zeitpunkt bei etwa 20%.

Grad 2: mittelschwere Verletzung mit Gelenkkapselrissen und Muskelzerrungen, jedoch ohne Bandscheibenzerreißung, bei der starke subjektive Beschwerden mit Nackensteifigkeit und Schluckstörungen bestehen, die innerhalb einer Stunde nach dem Trauma einsetzen. Neurologische Ausfallerscheinungen bestehen nicht, röntgenologisch ist eine Steilstellung der HWS, manchmal auch eine kyphotische Knickbildung nachweisbar. Die unfallbedingte Arbeitsunfähigkeit beträgt 2–4 Wochen. Auch unter konsequenter Ruhigstellung in der Stützkrawatte können noch bewegungs- und haltungsabhängige Restbeschwerden bis zu einem halben Jahr bestehen. Die MdE ist bis zum 6. Monat auf 20%, bis zum Ende des 12. Monats nach der Verletzung auf 10% zu schätzen.

Grad 3: schwere Verletzung mit Rissen im dorsalen Bandapparat oder isolierter Bandscheibenverletzung, Luxationen und/oder Frakturen, die mit Zervikobrachialgien einhergeht und sich sofort nach dem Trauma bemerkbar macht. Neurologisch sind Rückenmark- und Wurzelsymptome nachweisbar, im Röntgenbild finden sich Frakturen, Fehlstellungen und auf den Funktionsaufnahmen eine abnorme Aufklappbarkeit. Die unfallbedingte Arbeitsunfähigkeit ist vom Ausmaß der Verletzung abhängig und kann mehrere Monate betragen. Die unfallbedingte MdE beträgt in der Regel 30% bis zum Ende des 6. Monats und 20% bis zum Ende des 2. Unfalljahres. Wenn das Bewegungssegment in achsengerechter Stellung versteift, tritt kein Dauerschaden ein. Verbleibende Haltungsanomalien mit Nacken-Schulterschmerzen können zur Dauer-MdE von 10–20% führen, bleibende Segmentinstabilitäten sind mit 20–30% zu veranschlagen.

Stets ist aber zu prüfen, inwieweit unfallunabhängige Vorschädigungen am Endresultat mitbeteiligt sind. Die privaten Unfallversicherungen kürzen ihre Leistungen anteilmäßig, sofern die unfallfremde Vorschädigung mindestens 25% beträgt (und zwar unabhängig davon, ob der Patient sich vor dem Unfall in diesem Punkt „krank" fühlte oder nicht). Da aber bei fast jedem Erwachsenen eine degenerative Vorschädigung der Bandscheiben anzunehmen ist, muß der Gutachter versuchen, sich ein Bild über das Ausmaß dieser Vorschädigung zu machen. Dazu genügen die anamnestischen Angaben des Patienten meist nicht, nützlicher sind Berichte vorbehandelnder Ärzte. Bei der Bewertung der Vorschädigung ist auch die Schwere des Traumas zu berücksichtigen. Bei leichten Traumen mit anhaltenden Beschwerden ist eine stärkere degenerative Vorschädigung anzunehmen; das Trauma bewirkte hier nur eine vorübergehende, nicht richtunggebende Verschlimmerung eines unfallunabhängigen Leidens. Bei schweren Traumen wird man eher eine richtunggebende, nicht abgrenzbare Verschlimmerung eines anlagebedingten Leidens attestieren. Mit zunehmendem zeitlichen Abstand zum Trauma ist die Gesamt-MdE differenziert abzustufen zugunsten des unfallunabhängigen Anteils, da sich die Verletzungsfolgen naturgemäß bessern, die unfallunabhängige Vorschädigung dagegen nicht.

3 Das thorakale Bandscheibenleiden

Das thorakale Bandscheibenleiden ist ein vergleichsweise selten vorkommendes Krankheitsbild und stellt auch heute noch ein diagnostisches und operationstechnisches Problem dar. Auf die Thorakalregion entfallen nur etwa 2% aller bandscheibenbedingten Erkrankungen, nach autoptischen Untersuchungen wird die Häufigkeit thorakaler Bandscheibenvorfälle mit 5% angegeben. Die Häufigkeit gegenüber dem lumbalen Bandscheibenvorfall beträgt 1:500 bis 1:1000. Man schätzt die Häufigkeit in der Gesamtpopulation auf einen thorakalen Bandscheibenvorfall pro 1 Million Einwohner im Jahr.

Das Krankheitsbild kann als

- radikuläres Reizsyndrom (Interkostalneuralgie) oder
- medulläres Syndrom bis zur Querschnittlähmung

in Erscheinung treten. Auch Kombinationen sind möglich.

Eine sichere Geschlechtsdisposition scheint nicht zu bestehen. Die von einzelnen Autoren angegebenen Differenzen liegen im Zufälligkeitsbereich, auch bedingt durch die recht kleinen Fallzahlen. Auch hinsichtlich der Altersverteilung ergeben sich keine auffälligen Abweichungen gegenüber Bandscheibenvorfällen anderer Lokalisation: es besteht eine Häufung im mittleren Lebensabschnitt zwischen dem 40. und 60. Lebensjahr; in seltenen Fällen werden auch Kinder betroffen.

3.1 Anatomie und Biomechanik der Thorakalregion

In der Brustwirbelsäule nehmen die Bandscheiben von kranial nach kaudal an Höhe und Breite zu, sind jedoch, gemessen an der Höhe der Wirbelkörper, flacher als an der Hals- und Lendenwirbelsäule. Wichtig für das Verständnis der Pathogenese ist die Tatsache, daß der thorakale Wirbelkanal im Vergleich zu den übrigen Regionen relativ eng ist, besonders zwischen Th 4 und Th 9.

Im Unterschied zu den übrigen Wirbelsäulenabschnitten gibt es an der Brustwirbelsäule neben den eigentlichen Wirbelgelenken zusätzlich Wirbelrippengelenke (Kostotransversalgelenke), die bis in den unteren Bereich der Foramina intervertebralia hineinragen. Die Foramina selbst haben jedoch einen großen Durchmesser, so daß Einengungen durch spondylotische Randzacken seltener vorkommen.

Biomechanische Besonderheiten der Brustwirbelsäule führen dazu, daß sich regressive Veränderungen an diesem Teil des Achsenorgans schon frühzeitig bemerkbar machen. Im Unterschied zur Hals- und Lendenwirbelsäule, wo die axiale Druckbelastung auch von den Wirbelgelenken und den Weichteilen zwischen den Wirbelbögen abgefangen wird, ist die Brustwirbelsäule konvex nach dorsal ausgebogen, weshalb die ventralen Anteile der thorakalen Bewegungssegmente unter einem starken Dauerdruck stehen, dem Wirbelgelenke und Bandscheiben allein ausgesetzt sind. Folgen sind das gehäufte Auftreten ventraler Kompressionsfrakturen und Einbrüche von Bandscheibengewebe durch die Deckplatten in die Wirbelkörperspongiosa sowie die oft stark ausgeprägte Spondylose und Osteochondrose; letztere Zustände stellen häufige röntgenologische Zufallbefunde dar, denen nur selten Krankheitswert zukommt.

Das seltene Vorkommen von Bandscheibenvorfällen im Bereich der Brustwirbelsäule hat mehrere Gründe:

- durch den anhängenden Brustkorb hat die Brustwirbelsäule nur stark eingeschränkte Bewegungsmöglichkeiten;
- die Foramina intervertebralia befinden sich in Höhe der Wirbelkörper, nicht, wie an Hals- und Lendenwirbelsäule, in Bandscheibenhöhe. Somit können nur ausgedehnte und stark verlagerte Bandscheibenprolapse die Nervenwurzel tangieren.

Die formale *Pathogenese* der thorakalen Bandscheibenvorfälle
unterscheidet sich nicht grundsätzlich von den übrigen Regionen.
Hierbei ist die Häufigkeitsverteilung in den verschiedenen Höhen
der Brustwirbelsäule bedeutsam und wohl kaum zufällig. Eine
Zusammenstellung aller bisher publizierten Fälle zeigt, daß die
Häufigkeit von kranial nach kaudal stark zunimmt. Bandscheibenvorfälle zwischen BW1 und BW6 sind absolute Raritäten, in der
mittleren Brustwirbelsäule sind sie selten, am häufigsten kommen
sie zwischen BW9 und 12 vor (und hierbei wiederum meist bei
BW11/12). Diese Verteilung ist ein deutlicher Hinweis auf den
Faktor der Druckbelastung, die von kranial nach kaudal zunimmt.
Außerdem sind die Bewegungsmöglichkeiten in der unteren Brustwirbelsäule größer als in den darübergelegenen Abschnitten. Auch
eine traumatische Genese wird immer wieder diskutiert, dürfte aber
in den meisten Fällen unwahrscheinlich sein; zumindest muß jeder
Einzelfall sehr kritisch bewertet werden, schon im Hinblick auf gutachterliche Konsequenzen.
Auch die häufig zu beobachtenden intradiskalen Verkalkungen mit
oder ohne Prolaps sind auffällige Befunde. Ihre pathogenetische
Bedeutung ist jedoch unklar.
Bei vorbestehenden Verschleißerscheinungen können durch die
ventrale Belastung der Zwischenwirbelscheiben mobile zentrale
Bandscheibenanteile nach dorsal verlagert werden und den Anulus
fibrosus vorwölben oder perforieren - es entsteht das klinische Bild
des thorakalen Bandscheibenvorfalls.

3.2 Der thorakale Bandscheibenvorfall

Die mildeste Form des thorakalen Bandscheibenleidens ist die
akute Dorsalgie als Folge eines inneren Derangements der thorakalen Bandscheiben, meist in Höhe des Kyphosescheitels. Das klinische Bild wird durch eine Bewegungsschmerzhaftigkeit der Brustwirbelsäule und in die Rippen ausstrahlende Schmerzen, manchmal auch eine schmerzhafte Atemblockierung, geprägt. Bei der
klinischen Untersuchung findet man einen umschriebenen Druck-
und Bewegungsschmerz des betroffenen Segmentes, eine schmerzhafte Verspannung der Rückenmuskulatur, eventuell auch eine

Bewegungsschmerzhaftigkeit der Rippen und eine segmentale Hyperpathie oder Hypalgesie, besonders im Innervationsgebiet des R. dorsalis.

Beim *thorakalen Bandscheibenvorfall* können Krankheitsbeginn und Verlauf stark variieren. Die *Anamnese* kann wenige Stunden bis einige Jahre zurückreichen. Viele Patienten geben in der Vorgeschichte eine Stauchung des Rumpfes an (Sturz auf Gesäß oder Füße, Anheben einer schweren Last in vorgeneigter Körperhaltung), die die Beschwerden auslösten oder bereits vorhandene verstärkten. Bei chronischen Verläufen stehen meist seit mehreren Jahren bestehende Rückenschmerzen im Vordergrund, oft auch in die Beine ausstrahlend. Manchmal werden auch spontan Parästhesien unterhalb der Läsionshöhe angegeben.

Das *klinisch-neurologische Bild* ist von der Lokalisation des Bandscheibenvorfalls abhängig:

Bei den häufigeren *medialen Vorfällen* wird der neurologische Befund durch die Symptome der Rückenmarkkompression geprägt. Die prolapsbedingte Kompression der Rückenmarkvorderfläche führt mit unterschiedlicher Latenz zu medullären Symptomen. Anfangs beherrschen Rückenschmerzen (Dorsalgien) das klinische Bild, denen sich bald aszendierende Parästhesien der Beine und eine distal betonte Hypästhesie hinzugesellen. Typisch ist eine Schmerzzunahme beim Husten, Pressen und Niesen sowie bei starker Kopfbeugung. Weiter folgen dann eine ein- oder beidseitige Beinschwäche mit Gangstörungen. Nicht selten bestehen auch Blasen-Mastdarmstörungen und andere Hinweise auf eine medulläre Schädigung (Steigerung der Muskelreflexe an den Beinen, Abschwächung oder Seitendifferenz der Bauchhautreflexe, seltener auch pathologische Fremdreflexe). Oft sind eine lokale Druckschmerzhaftigkeit der Dornfortsätze und eine segmentale Einschränkung in der Beweglichkeit der Brustwirbelsäule feststellbar. Das Krankheitsbild kann in seiner Intensität wechseln, auch Spontanremissionen sind möglich. In anderen Fällen kann innerhalb kurzer Zeit eine inkomplette oder komplette Paraplegie der Beine eintreten.

Die Thorakalmarksymptomatik kann manchmal nicht nur als reine Kompressionsmyelopathie interpretiert werden, sondern auch die Kompression zu- und abführender Gefäße mit nachfolgender Markischämie spielt offenbar eine große Rolle. Dies trifft in besonderem

Maße auf die A. radicularis magna (Adamkiewicz) zu, die zwischen den Segmenten Th 8 und L 1 an das Mark herantritt, und deren Schädigung eine Markinfarzierung zur Folge hat.

Die *lateralen* oder *mediolateralen Vorfälle* bewirken ein thorakales Nervenwurzelreizsyndrom. Das klinische Bild ist durch umschriebene gürtelförmige Schmerzen gekennzeichnet. Die Bestimmung der Dermatomgrenzen ist jedoch weit schwieriger als in den distalen Extremitätenabschnitten. Manchmal besteht auch eine Hypalgesie. Oft zeigen die Schmerzen eine deutliche Abhängigkeit von der Körperhaltung (Zunahme bei Drehbewegungen und unter Belastung, Abnahme bei Extension und Entlastung).

Beide klinischen Formen (medulläres Syndrom und Wurzelreizsyndrom) sind vieldeutig und unspezifisch und erfordern deshalb eingehende differentialdiagnostische Überlegungen und Untersuchungen (s. S. 82 ff.).

Bei unklarem neurologischen Befund mit Dorsalgien sollte zum Nachweis oder Ausschluß eines Bandscheibenvorfalls die instrumentelle Kontrastmitteldiagnostik erfolgen.

Die *instrumentelle Diagnostik* beginnt mit *Röntgenaufnahmen* in 2 Ebenen; gelegentlich sind auch Schrägaufnahmen erforderlich, um z. B. eine Spondylarthrose der Wirbelgelenke nachzuweisen oder auszuschließen. Häufig sind Spondylosen und Osteochondrosen erkennbar, deren Nachweis jedoch diagnostisch kaum weiterhilft. Auch die Verschmälerung eines Zwischenwirbelraumes allein ist noch kein verläßlicher Hinweis für die Höhenlokalisation. Hilfreich ist dagegen der Nachweis einer intradiskalen Verkalkung, die bei 30–70% der thorakalen Bandscheibenvorfälle vorkommen soll, am besten durch zusätzliche Schichtaufnahmen noch genauer lokalisiert wird und bezüglich der Segmentlokalisation recht zuverlässig ist.

Die *Liquoruntersuchung* kann zur Diagnostik thorakaler Bandscheibenvorfälle nur wenig beitragen. In seltenen Fällen wird ein typischer Sperrliquor gefunden, meist bestehen nur leichte Erhöhungen der Zellzahlen und Eiweißwerte. Wichtig ist diese Untersuchung aber für die Differentialdiagnose (s. S. 82 ff.).

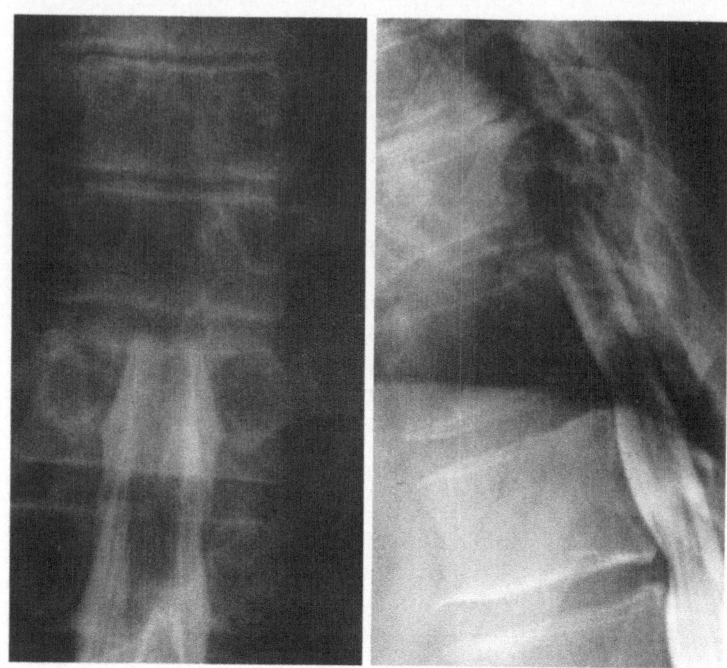

a

Abb. 18. Myelogramm mit Totalstopp (**a, b**), und seitlicher Kontrastmittelimpression (**c**) bei thorakalen Bandscheibenvorfällen

Die entscheidende Untersuchung war bis in die jüngste Vergangenheit – und ist es mit Einschränkungen noch – die *Myelographie*, heute überwiegend mit wasserlöslichen Kontrastmitteln. Die Untersuchung erfolgt in Bauch-, Rücken- und Seitenlage. In Rückenlage werden zusätzlich seitliche Aufnahmen angefertigt, die den Füllungsdefekt in der Kontrastmittelsäule am besten zeigen. Der typische Befund für einen thorakalen Bandscheibenvorfall ist in der a.-p.-Aufnahme die rundliche bis ovale Aussparung zentral im Kontrastmittelband, in der seitlichen Aufnahme die Abdrängung des Kontrastmittelschattens von ventral, wobei diese Veränderungen jeweils der Höhe des meist erniedrigten Intervertebralraumes entsprechen (Abb. 18 a–c). Liegt ein subtotaler oder totaler Kon-

76

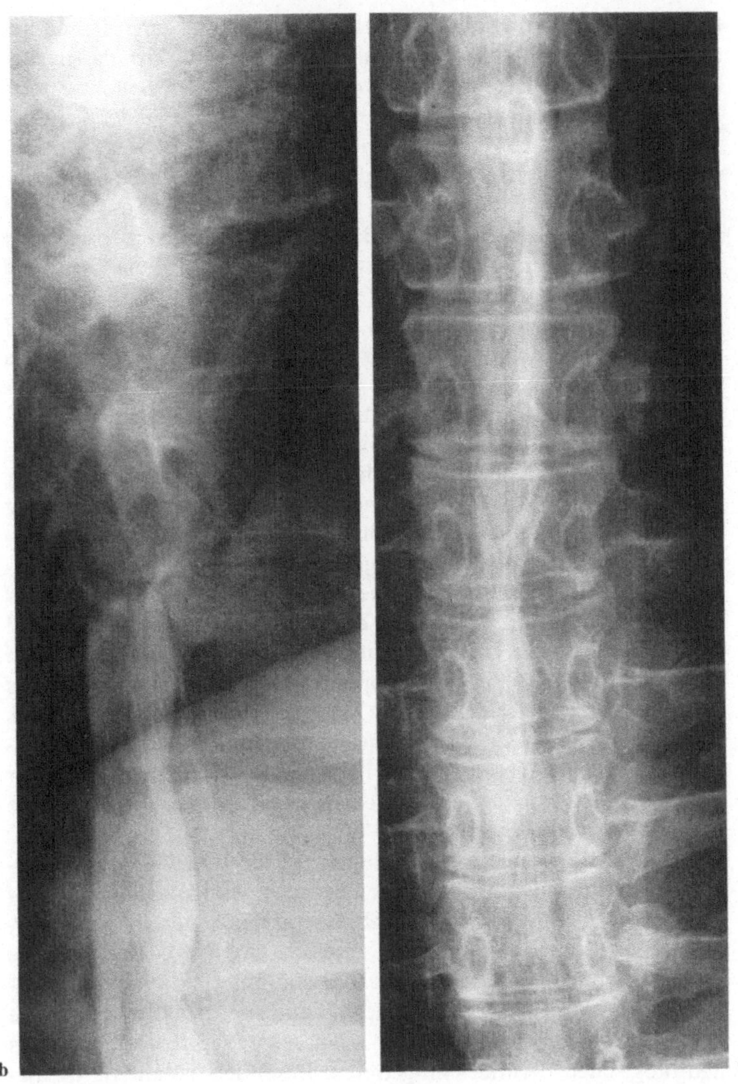
b
c

trastmittelstopp vor, sollte zusätzlich von zervikal eine deszendierende Myelographie erfolgen, um die Ausdehnung der Passagebehinderung exakt festzustellen. Wegen der relativen Seltenheit des Krankheitsbildes liegen noch wenig Erfahrungen mit der Computertomographie und Kernspintomographie vor (Abb. 19, 20); insbesondere von der letzteren Methode ist jedoch eine große diagnostische Bereicherung zu erwarten.

Die *Behandlung* des thorakalen Bandscheibenvorfalls ist prinzipiell eine operative. Eine Ausnahme stellt lediglich die akute Dorsalgie ohne Nachweis eines Bandscheibenvorfalls dar. Hier genügen Analgetika, lokale Wärme, eine Entlastung durch Bettruhe und eventuell paravertebrale Injektionen in die Wirbelgelenke, um die Beschwerden zum Abklingen zu bringen. Bei diesem Krankheitsbild kann oft auch mit chiropraktischen Maßnahmen ein schlagartiger Erfolg erzielt werden.

Beim Nachweis einer mechanischen Kompression als Ursache der medullären oder Wurzelsymptomatik ist die operative Behandlung indiziert. Oft bestehen aber auch heute noch Unsicherheiten hinsichtlich des geeignetsten Zugangsweges. In der Ära vor der Computertomographie war eine sichere Artdiagnose der Raumforderung kaum möglich, weshalb in der Regel ein Zugang von dorsal (Hemilaminektomie oder Laminektomie) gewählt wurde. Wegen der danach nicht seltenen postoperativen Verschlechterungen des neurologischen Befundes infolge iatrogener Druckschädigung des Rückenmarks oder einer mechanischen Alteration der A. radicularis magna (Adamkiewicz) wurden eine Reihe operationstechnischer Alternativen entwickelt, die allerdings eine eindeutige präoperative Artdiagnose voraussetzen.

Der gewissermaßen klassische Zugang ist der dorsale (*Laminektomie* oder *Hemilaminektomie*), der aber weit genug nach lateral ausgedehnt werden muß (weit nach lateral reichende Bogenentfernung, partielle Facettektomie). Auf diesem Wege sind laterale Prolapse erreichbar, jedoch ist das Operationsrisiko nicht unerheblich: Nach größeren Fallzusammenstellungen war in fast der Hälfte der Fälle keine Besserung oder sogar eine Verschlechterung des neurologischen Befundes eingetreten. Besonders gefahrvoll ist dieser Zugang bei medialen Vorfällen oberhalb der Segmenthöhe Th 10/11, hier werden in ⅔ schlechte Ergebnisse berichtet (in einer eigenen Übersicht über 20 Fälle, die sämtlich von dorsal operiert

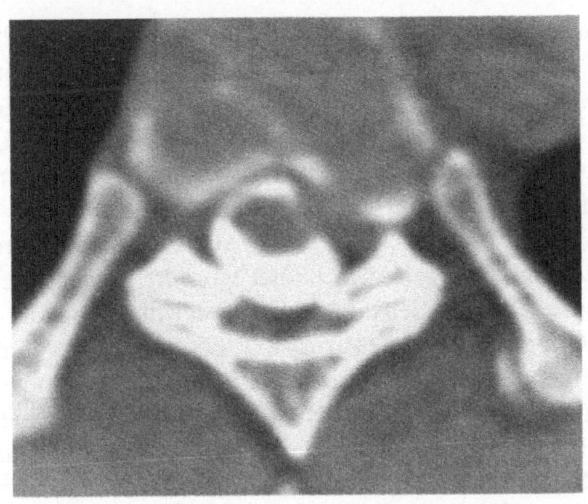

Abb. 19. Thorakaler Bandscheibenvorfall links mediolateral im Computertomogramm

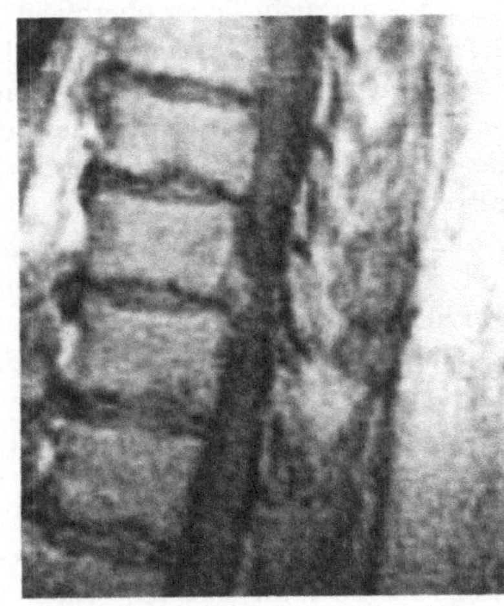

Abb. 20. Thorakaler Bandscheibenvorfall im Kernspintomogramm

wurden, sahen wir bei 15 Patienten eine deutliche Besserung, bei 3 Patienten war der Befund unverändert und in 2 Fällen war eine Verschlechterung des neurologischen Befundes eingetreten: wir haben jedoch bei den medialen Vorfällen immer die Dura eröffnet und die Ligamenta denticulata durchtrennt, um die Mobilisierung des Thorakalmarks zu erleichtern).

Eine brauchbare Alternative stellt die dorsolaterale partielle *Kostotransversektomie* dar. Dabei werden durch eine paramediane Inzision auf der Seite des mediolateralen Vorfalls die Rückseiten der Rippen bis zur Spitze des Processus transversus dargestellt, Kopf und Hals der Rippe reseziert und das Foramen intervertebrale dargestellt. Nach Abschieben des Interkostalnerven werden Teile der Bogenwurzel reseziert, die Dura dargestellt und Knochenanteile des hinteren Wirbelbogens abgefräst, wonach der Prolaps extrahiert werden kann. Vorteile dieser Methode sind der weit laterale Zugang zu Dura und Bandscheibenvorfall und das geringe Risiko einer neurologischen Verschlechterung. Nachteilig sind der große technische Aufwand mit Resektion von Teilen der Rippe und des Gelenks mit möglichen postoperativen statischen Beschwerden sowie die mögliche Schädigung einer wichtigen Radikulararterie. Die präoperative Artdiagnose muß für diesen Zugang absolut sicher sein, denn Tumoren o.ä. können auf diesem Wege nicht entfernt werden. Auch ein zur Gegenseite reichender Prozeß kann auf diesem Wege nicht sicher überblickt und ausgeräumt werden.

Bei rein medialen Vorfällen wird deshalb gern ein *transpleuraler Zugang* gewählt. Hierbei werden nach einer rechtsseitigen Thorakotomie zwischen den Rippen des betroffenen Bandscheibenraums die Pleura eröffnet und das Rippenköpfchen über dem Foramen intervertebrale abgefräst. Interkostalnerv und -arterie können geschont werden, und nach Abfräsen von Teilen des Wirbelkörpers und eventuell vorhandener Osteophyten kann der Bandscheibenvorfall nach ventral herauskürettiert werden. Postoperativ wird für 2–4 Tage eine Bühlau-Drainage eingelegt. Hauptvorzug dieses Zugangs ist die gute anterolaterale Sicht auf die vordere Dura, wodurch auch verknöcherte Vorfälle der Mittellinie sicher und gefahrlos entfernt werden können. Der Eingriff sollte allerdings unter Mitwirkung eines Thoraxchirurgen erfolgen.

Die *Operationsergebnisse* thorakaler Bandscheibenvorfälle sind unterschiedlich. Sie sind am besten bei lateralen und mediolateralen Vorfällen, bei denen nur radikuläre Schmerzen oder diskrete Zeichen einer Myelopathie bestanden; derartige Krankheitsbilder bevorzugen die untere Thorakalregion. Unabhängig vom gewählten Zugangsweg haben Patienten mit schon präoperativ bestehenden schweren neurologischen Ausfällen die schlechtere Prognose. Schwere Ausfälle und lange Krankheitsdauer schließen zwar einen operativen Eingriff nicht aus, lassen jedoch generell schlechtere Ergebnisse erwarten. Wegen der oft ungünstigen Ergebnisse bei dorsalen Zugängen empfiehlt sich bis zum Segment Th 10 der transpleurale Zugang, im Thorakolumbalbereich und bei mediolateralen Vorfällen dagegen die Kostotransversektomie.

3.3 Die thorakale Myelopathie

Der Krankheitsbegriff der Myelopathie umschreibt einen unspezifischen Prozeß ohne pathogenetische Zuordnung. Zervikale und thorakale Myelopathie haben zwar eine gleichartige Pathogenese, jedoch sind Einzelursachen und klinisches Erscheinungsbild deutlich voneinander unterschieden, da die Läsion an verschiedenen Rückenmarkabschnitten erfolgt. Im Unterschied zur Halswirbelsäule hat die Brustwirbelsäule einige abweichende biomechanischen Eigenschaften:

- die BWS ist weniger beweglich als die HWS, weshalb Bandscheibenprotrusionen und Osteophyten in dieser Region sehr viel seltener vorkommen;
- obwohl der thorakale Spinalkanal schon physiologischerweise enger ist als in anderen Abschnitten, ist das klinische Bild des konstitutionell engen thorakalen Spinalkanals im Gegensatz zur HWS und LWS kaum bekannt.

Die thorakale Myelopathie ist ein seltenes Krankheitsbild (thorakal: zervikal = 5 : 100). Hauptursachen sind schwere Kyphosen. Sehr selten wurde auch ein kongenital enger thorakaler Spinalkanal beschrieben. Bekannt sind thorakale Spinalkanalstenosen bei der Chondrodystrophie und beim Hämangiomwirbel. Eine posttraumatische Myelopathie als Folge einer traumatischen Wirbelsäulenveränderung ist möglich, muß aber von der posttraumatischen Syringomyelie als Folge einer Verletzung des Rückenmarks und seiner Häute abgetrennt werden.

Hinsichtlich der formalen Pathogenese ist das Krankheitsbild der thorakalen Myelopathie auf 3 Grundmechanismen zurückzuführen:

- enger Spinalkanal (kongenital enger Spinalkanal, Spondylose, Fibrose der Ligg. flava, Chondrodystrophie, Hämangiomwirbel, Exostosen, Pachymeningiosis chronica hypertrophicans, fixierte Luxation oder Subluxation);
- Instabilität (nicht fixierte Luxation oder Subluxation, Arthritis rheumatica);
- abnorme Bewegungen des Thorakalmarks (bei ausgeprägter Spondylose und bei einem kyphotischen Knick).

Das klinische Bild der thorakalen Myelopathie wird bestimmt durch eine langsam progrediente Schädigung des Rückenmarks infolge Veränderungen an der Wirbelsäule selbst oder dem zugehörigen bindegewebigen Apparat. Der neurologische Befund entspricht weitgehend dem eines sich langsam entwickelnden thorakalen Bandscheibenvorfalls. Wichtig für die Gesamtbeurteilung ist die Tatsache, daß die röntgenologisch nachweisbaren Veränderungen in keinem Verhältnis zur Progredienz der Rückenmarkstörung stehen.

Die Behandlung richtet sich nach dem ursächlichen Pathomechanismus: Beim engen Spinalkanal ist die großzügige Laminektomie die Methode der Wahl, bei nachgewiesener Instabilität ist eine Spondylodese erforderlich.

3.4 Differentialdiagnose des thorakalen Bandscheibenvorfalls

Das Krankheitsbild des thorakalen Bandscheibenvorfalls in seinen verschiedenen Ausprägungen – Betonung der radikulären Symptomatik oder Überwiegen der Rückenmarkkompression – kann viele spinale Krankheitsbilder, orthopädische und internistische Erkrankungen nachahmen. Die häufigsten Fehldiagnosen sind die multiple Sklerose und der Spinaltumor.

Die *Interkostalneuralgie,* der radikuläre Schmerz im Thorakalbereich, kann Folge der spondylogenen Irritation eines Interkostalnerven im Bereich des Foramen intervertebrale durch eine Spondylosis deformans oder einen lateral gelegenen Bandscheibenvorfall sein. Ähnliche Schmerzzustände können ausgelöst werden durch eine *Zosterneuralgie,* bei der allerdings die typischen Hauteruptionen und die kennzeichnenden Allgemeinerscheinungen mit Abgeschlagenheit, Kopf- und Gliederschmerzen zu erwarten sind; bei gering ausgeprägten Hauterscheinungen kann die Differentialdiagnose schwierig sein.

Auch in der akuten Phase des *M. Scheuermann* können radikuläre Schmerzen das Bild beherrschen. Dabei kommt es zu Einbrüchen von Bandscheibengewebe in die Wirbelkörperspongiosa durch anlagebedingt mechanisch insuffiziente Deckplatten mit ausgeprägten segmentalen Gefügestörungen, die zu lokalen Schmerzen, radikulären Schmerzen und gelegentlich sogar medullären Symptomen führen. Weitere Druckläsionen der Interkostalnerven sind möglich bei überschießender Kallusbildung nach Rippenfrakturen, Tumoren des Paravertebralraums und des Mediastinums, Lymphknotenschwellungen (z. B. M. Hodgkin), Rippentumoren (Osteome, Sarkome, Metastasen), Arterienerweiterungen mit Rippenusuren (z. B. bei Aortenisthmusstenose) und anderen Wirbelkörperprozessen. Desgleichen sind Interkostalneuralgien durch infiltratives Tumorwachstum aus der Nachbarschaft möglich (z. B. Bronchialkarzinom, Mammakarzinom, Pleuraendotheliom, Lymphknotenmetastasen aus dem Retroperitonealraum usw.), aber auch durch entzündliche Infiltrationen (z. B. Pleuritis oder Senkungsabszesse bei Spondylitis tuberculosa).

Beim *Kostotransversalgelenk-Syndrom* mit Stellungsanomalien dieses Gelenks als Folge entzündlicher oder arthrotischer Veränderungen, spontan auftretend oder nach Spreizung der Rippen bei thoraxchirurgischen Eingriffen oder Rippenfrakturen, treten kennzeichnende Symptome auf: unter forcierter Atmung kommt es zu ziehenden Schmerzen im Rippenverlauf und plötzlicher Atemsperre mit dem Gefühl, nicht mehr ausatmen zu können.

In seltenen Fällen kann eine Interkostalneuralgie auch Ausdruck einer *diabetischen Radikulopathie* sein, die mit heftigen gürtelförmigen, brennenden Schmerzen einhergeht. Die Schmerzen strahlen von der Wirbelsäule zur Brust aus, können mit einer Hypästhesie

verbunden sein, manchmal auch mit segmentalen Muskellähmungen sowie Reflex- und Sensibilitätsstörungen an den Beinen.
Schließlich muß bei derartigen Schmerzen auch an einen projizierten Schmerz bei Viszeralerkrankungen im Sinne des „referred pain" gedacht werden, zu interpretieren als hyperpathische Hautzonen (Head-Zonen) oder schmerzhafte und verspannte Muskelareale (McKenzie-Zonen).

4 Das lumbale Bandscheibenleiden

Bandscheibenerkrankungen kommen im Bereich der Lendenwirbelsäule am häufigsten vor (etwa zwei Drittel aller bandscheibenbedingten Erkrankungen). Etwa 80% aller Menschen haben irgend einmal in ihrem Leben Beschwerden an der Lendenwirbelsäule, aber nur ein Drittel davon hat gelegentlich eine Ischialgie. Rezidivierende Kreuzschmerzen sollen bei leichter körperlicher Tätigkeit in 53%, bei schwerer körperlicher Tätigkeit in 64% auftreten. Ungefähr 8% aller Patienten einer Allgemeinpraxis leiden an einem Lumbalsyndrom. Männer sind etwas häufiger betroffen als Frauen.

Das Krankheitsbild kann als

- lokales Lumbalsyndrom (Lumbalgie, Rückenschmerzen, „Hexenschuß"),
- lokales Wurzelsyndrom (ausstrahlende Beinschmerzen, Ischialgie) oder
- Kaudasyndrom (tiefe Querschnittsymptomatik)

imponieren. Selbstverständlich können auch kombinierte Syndrome vorkommen.

Das lumbale Bandscheibenleiden ist von großer sozialmedizinischer Bedeutung, da es meist im mittleren Lebensalter auftritt, auf dem Höhepunkt der beruflichen Leistungsfähigkeit. Die Häufung im mittleren Lebensalter wird damit erklärt, daß zu diesem Zeitpunkt die Widerstandskraft des Faserrings bereits nachläßt, der Druck des Gallertkerns aber noch groß ist.

4.1 Spezielle Anatomie der Lendenregion

Im Normalfall hat die Lendenwirbelsäule 5 Wirbel, dazwischen 4 lumbale Bandscheiben sowie je eine Bandscheibe am thorakolumbalen und am lumbosakralen Übergang, die von kranial nach kaudal an Größe zunehmen und ventral höher sind als dorsal.

Nicht selten sind zahlenmäßige Variationen, die zwar klinisch von geringer Bedeutung, aber für die Segmentbestimmung, z. B. für operative Eingriffe, wichtig sind. Die gelegentlich geäußerte Vermutung, daß numerische Variationen zu Diskopathien prädisponiere, läßt sich nicht objektivieren; möglicherweise besteht aber bei Lumbalisationen eine größere Instabilität der Lendenwirbelsäule. Das Vorliegen von 4 freien Lendenwirbeln wird als Sakralisation, das von 6 freien Lendenwirbeln als Lumbalisation bezeichnet. In der Praxis begnügt man sich meist mit dem Terminus „Übergangswirbel", da eine genaue Differenzierung Ganzaufnahmen der Wirbelsäule mit exakter Abzählung erfordern würde. Zur Zuordnung der Wurzelabgänge zählt man in der Regel von L1 abwärts.

Klinische Bedeutung können Übergangswirbel dann erlangen, wenn eine Asymmetrie vorliegt, etwa eine gelenkige Verbindung zum Kreuzbein auf der einen und ein freier Querfortsatz auf der anderen Seite. Die ungleichmäßige Belastung kann dann zu einem vorzeitigen Verschleiß der darübergelegenen Bandscheibe führen.

Wichtig für das Verständnis lumbaler Wurzelsyndrome ist die Konfiguration der Foramina intervertebralia, die von dorsal durch die Facetten der Wirbelgelenke begrenzt werden. Das Zwischenwirbelloch bei L5–S1 ist durch die Frontalstellung der Wirbelgelenkflächen besonders eng, wohingegen aber der Durchmesser der Nervenwurzeln nach kaudal ständig zunimmt. Deshalb können im Bereich der unteren Lumbalsegmente Bandscheibenvorwölbungen oder Wirbelverschiebungen auch geringeren Ausmaßes zur Wurzelreizung führen.

Die Begrenzung des lumbalen Wirbelkanals erfolgt ventral durch Wirbelkörper und Bandscheiben, dorsal durch Wirbelbögen und Ligamentum flavum und lateral durch Bogenwurzeln und Foramina intervertebralia. Das kaudale Ende des Rückenmarks reicht nur bis zum 1.–2. Lendenwirbelkörper. Die kaudalen Spinalnerven ziehen als Cauda equina nach kaudal, bis sie durch das zugehörige

Foramen intervertebrale den Wirbelkanal verlassen. Der Winkel, in dem die Nervenwurzeln austreten, wird nach kaudal immer spitzer. Dies führt zu speziellen topographischen Beziehungen zwischen Bandscheibe und Nervenwurzel, deren Kenntnis für die Interpretation der klinischen Befunde bedeutsam ist:

- Ein Bandscheibenvorfall in Höhe L4-L5 betrifft in der Regel nur die Wurzel L5, die den Durasack an der Unterkante des 4. Lendenwirbels verläßt. Die oberhalb dieser Zwischenwirbelscheibe gelegene Wurzel L4 kann nur bei großen, weit nach lateral reichenden Prolapsen mitbetroffen sein.
- Ein Bandscheibenvorfall in Höhe L5-S1 wirkt sich hauptsächlich auf die Wurzel S1 aus, die an der Unterkante des 5. Lendenwirbels komprimiert wird. Die Wurzel L5 reicht jedoch im Foramen intervertebrale bis dicht an die Bandscheibe heran und kann daher auch schon durch kleinere laterale Prolapse mitgeschädigt werden.

4.2 Biomechanik

In aufrechter Haltung ist die statische Belastung im Bereich der unteren Lendenwirbelsäule am größten. Diese Belastung, durch intradiskale Druckmessungen bestätigt, ist stark von der Körperhaltung abhängig. Sie beträgt bei entspannter Rückenlage 15 kp, verdoppelt sich schon bei Seitenlagerung (infolge der Wirbelsäulenverbiegung), erhöht sich im Stehen auf etwa 100 kp, bei Vorwärtsbeugung auf 140 kp und bei zusätzlicher Armbelastung auf über 200 kp. Diese enormen Druckbelastungen haben mit großer Wahrscheinlichkeit eine erhebliche Bedeutung für das bevorzugte Auftreten vorzeitiger Bandscheibendegenerationen speziell in den untersten Bewegungssegmenten.

Die im Gefolge der Bandscheibendegeneration eintretende Höhenminderung des Zwischenwirbelraums führt zu einer Einengung der Foramina intervertebralia. Auch Bewegungen der Lendenwirbelsäule beeinflussen das Lumen der Intervertebrallöcher: Erweiterung bei Beugung, Verengung bei Überstreckung; bei Rumpfneigung zur Seite erweitern sie sich auf der (konvexen) Gegenseite. Durch diesen Mechanismus ist auch die Schonhaltung bandscheibenkranker Patienten zu erklären: leichte Beugung nach vorn und zur gesunden Seite zur Entlastung der mechanisch komprimierten Nervenwurzel. Beim Gesunden nimmt die Nervenwurzel nur etwa ein Viertel des Gesamtlumens im Foramen intervertebrale ein. Wenn dieses Lumen durch spondylarthrotische Osteophyten ohnehin schon eingeengt ist, kann eine Vorwölbung oder der Vorfall des Bandscheibengewebes die Nervenwurzel einklemmen.

4.3 Pathologie und Pathophysiologie

Das morphologische Substrat der lumbalen Bandscheibenerkrankung ist nicht einheitlich; es reicht von der Bandscheibenlockerung über die Bandscheibenprotrusion und den Bandscheibenprolaps bis zu knöchernen Veränderungen, die alle ähnliche Symptome auslösen können.

Folgen der Bandscheibendegeneration sind Risse in den inneren Anteilen des Anulus fibrosus, in die Teile des Nucleus pulposus eindringen und auf die äußeren Partien des Anulus fibrosus und das hintere Längsband drücken. Die Reizung des R. meningicus lößt einen typischen Schmerz aus, die *Lumbago,* bei Kindern und Jugendlichen eventuell eine Hüftlendenstrecksteife. In diesen Fällen muß neuroradiologisch noch kein krankhafter Befund nachweisbar sein. Im weiteren Verlauf kann sich daraus eine *Bandscheibenprotrusion* entwickeln, bei der sich das Bandscheibengewebe erkennbar vorwölbt, der Anulus fibrosus in seiner äußeren Begrenzung aber noch intakt bleibt. Die Bandscheibenvorwölbung kann sich vorwiegend nach dorsomedial entwickeln, wobei dann die Symptomatik der Lumbago überwiegt. Bei mehr dorsolateraler Protrusion kommt es zur Reizung oder Kompression der entsprechenden Nervenwurzel, was eine *Ischialgie* zur Folge hat. Bandscheibenprotrusionen haben, sofern noch keine Sequestrierung der Bandscheibe eingetreten ist, gute Chancen für eine Rückverlagerung, die durch bestimmte therapeutische Maßnahmen unterstützt werden können (s. S. 114 ff.).

Bei fortschreitender Bandscheibendegeneration können die dorsalen Anteile des Anulus fibrosus durch verlagerte innere Anteile (Nucleus pulposus, innere Anteile des Anulus fibrosus) schließlich

perforiert werden, wodurch es zum *Bandscheibenprolaps* kommt.
Das prolabierte Gewebe dringt in den Epiduralraum ein und kann
dort die hier verlaufenden Nervenwurzeln komprimieren. Der Prolaps hat entweder noch Verbindung mit dem Bandscheibenmaterial
im Zwischenwirbelraum oder liegt isoliert im Spinalkanal = *freier
Bandscheibensequester.* Intraoperativ kann man gelegentlich fest-
stellen, daß fast die gesamte Bandscheibe mit Anteilen des Anulus
fibrosus und der Knorpelplatten in den Wirbelkanal verlagert sind.
Das ausgetretene Bandscheibenmaterial kann sich nach dorsolateral zur Nervenwurzel (am häufigsten), nach medial, nach kranial
oder kaudal, aber auch zur Gegenseite verlagern. Die komprimierte
Nervenwurzel kann abgeplattet werden und macht dann intraoperativ einen blassen, atrophischen Eindruck, oder sie kann durch
mechanische Behinderung des venösen Blutrückflusses gerötet und
verdickt erscheinen.
Die Bandscheibendegeneration kann neben Protrusion und Prolaps
auch zur sogenannten *Bandscheibenlockerung* führen, bei der eine
ähnliche klinische Symptomatik auftritt, ohne daß Bandscheibengewebe verlagert ist. Anfänglich kann die relative Instabilität durch
Bandapparat und Muskulatur ausgeglichen werden. Bei anhaltender Überlastung kommt es zu schmerzhaften Muskelversteifungen,
Fehlstellungen der Wirbelgelenke mit entsprechenden Gelenkbe-
schwerden und röntgenologisch nachweisbarer Spondylarthrose bis
hin zur dorsoventralen Verschiebung der Wirbel im Sinne einer
Pseudospondylolisthesis. Bei höhengemindertem Intervertebralraum und Wirbelverschiebung kann sogar ohne Bandscheibenver-
lagerung eine typische Ischialgie auftreten, da das Foramen intervertebrale kritisch eingeengt wird und die zugehörige Nervenwurzel
unter Druck gerät. Typisch für das klinische Beschwerdebild bei
lumbaler Bandscheibenlockerung ist, daß die Symptome durch
Überstreckung der Lendenwirbelsäule ausgelöst oder verstärkt werden können.
Nicht selten, wenngleich auch nicht so häufig wie an der Halswirbelsäule, sind *knöcherne Wirbelsäulenveränderungen* (Spondylose,
Spondylarthrose, Osteochondrose) Ursache von Wurzelkompressionen. Unbedeutend sind die häufig röntgenologisch nachweisbaren spondylotischen Zacken ventral und lateral, die keine Beziehung zur Nervenwurzel haben. Klinisch relevant sind jedoch
dorsolateral gelegene, auch kleine Osteophyten, die die Wurzel

komprimieren können. Die Osteophyten sind die Folge einer pathologischen Stimulation von Knochenneubildungen an der Anheftungsstelle des Längsbandes oder des Anulus fibrosus am Wirbelkörper. Osteophytenbildung zusammen mit Bandscheibendegeneration wird als Krankheitseinheit „lumbale Spondylose" bezeichnet. Auch eine Spondylarthrose kann die Nervenwurzel chronisch irritieren, wenn dadurch der dorsale Rand eines Zwischenwirbelloches eingeengt wird.

Für die beiden letztgenannten Zustände (Bandscheibenlockerung und knöcherne Veränderungen) gilt, daß durch Fibrosierung im Endstadium der Bandscheibendegeneration die Instabilität des Bewegungssegmentes geringer wird und sich das Beschwerdebild, insbesondere die Schmerzen, bessert, allerdings auf Kosten der Beweglichkeit der Lendenwirbelsäule.

4.4 Klinische Symptomatologie des lumbalen Bandscheibenleidens

4.4.1 Anamnese

Im Vordergrund der lumbalen Bandscheibenerkrankung steht der Schmerz, oft auch das einzige faßbare Symptom überhaupt. Der lumbosakrale Schmerz in Höhe des Bewegungssegmentes und der ausstrahlende bandförmige Schmerz am Bein sind jedoch so typisch, daß sie zumindest die Verdachtsdiagnose eines Lumbalsyndroms erlauben. Hinzu kommen meist Sensibilitätsstörungen wie Hypästhesie (Taubheitsgefühl) oder sensible Reizerscheinungen (Kribbeln, Ameisenlaufen).

Schmerzen und Sensibilitätsstörungen treten oft plötzlich, aus voller Gesundheit heraus, auf. Nicht selten werden sie mit äußeren Ereignissen der Berufsausübung oder Freizeitbeschäftigungen (Verheben, Verdrehen des Rumpfes) in Zusammenhang gebracht. Oft wird bei der Beschwerdeschilderung angegeben, daß der Schmerz als tiefer Kreuzschmerz begonnen habe (Lumbalgie), über mehrere Jahre bestand, und dann in das Gesäß und später bis in das Bein ausstrahlte (Ischialgie). Meist besteht eine ausgesprochene Haltungsabhängigkeit des Schmerzbildes, weshalb versucht wird, eine

Entlastungshaltung einzunehmen; bei den meisten Patienten ist dies eine Stellung im Liegen mit gebeugten Hüft- und Kniegelenken. Die Schmerzen können langsam oder plötzlich einsetzen, rasch wieder abklingen oder bestehenbleiben, aber auch rezidivierend wiederkehren.

Charakteristisch ist die Schmerzverstärkung beim Husten, Pressen und Niesen, also allen Vorgängen, die den intraspinalen Druck steigern. Die Angabe von Lähmungserscheinungen muß bei der Untersuchung sorgfältig überprüft werden; oft entpuppt sich eine Lähmung als schmerzbedingte Schonhaltung.

Gelegentlich wird von den Befragten auch angegeben, daß uni- oder bilaterale Schmerzen nur bei Belastung (lordotische Körperhaltung, Gehen) auftreten, mit Taubheitsgefühl, Kribbelparästhesien und Kraftminderung in den Beinen einhergehen und nach Entlastung (Beugen des Rumpfes im Stehen, Hinsetzen oder Legen) wieder verschwinden. Dieser Symptomenkomplex wird als *Claudicatio intermittens spinalis* bezeichnet und beruht auf multiplen Bandscheibenprotrusionen bei relativer spinaler Enge (s. S. 144 ff.).

Bei der Erhebung der Anamnese ist auch darauf zu achten, ob die subjektive Symptomatik mehrere Segmente überschreitet, auch die Gegenseite betrifft oder gar die Arme mit einbezieht. In solchen Fällen muß differentialdiagnostisch auch an einen ausgedehnteren Krankheitsprozeß (Polyneuropathie, Spinaltumor) gedacht werden.

Bei chronisch Bandscheibenkranken kann leicht der Eindruck einer psychischen Auffälligkeit entstehen. Da der chronische Schmerzzustand zu Stimmungs- und Antriebsänderungen führt, sind auch psychische Funktionsstörungen möglich. Mit der Eindeutigkeit der somatischen Befunde und der Akuität des Syndroms nimmt die Bedeutung des psychischen Befundes dagegen ab.

> Zu warnen ist davor, unklare Lumbalsyndrome mit einem psychiatrischen Etikett zu versehen, das dem Patienten nicht hilft und diagnostisch in die falsche Richtung führt.

Verschiedene Untersuchungen haben ergeben, daß es keinen einheitlichen „Bandscheiben-Typ" gibt, also ein psychosomatisches

Krankheitsbild sehr fragwürdig ist. Selbstverständlich können Schmerzzustände affektiv und vegetativ beeinflußt werden, doch scheiden beim typischen Wurzelreizsyndrom psychosomatische Aspekte von vornherein aus, da rein mechanische Ursachen verantwortlich sind. Es können aber auch Verschleißerscheinungen an der Lendenwirbelsäule oder Restbeschwerden nach Behandlung zu einer Beschwerdefixierung führen, wenn in bestimmten Lebenssituationen in Bezug auf Familie, Arbeitsleben oder bei Versorgungsansprüchen mit einem Krankheitsgewinn gerechnet wird.

4.4.2 Klinische Befunde

Trotz aller Fortschritte in der instrumentellen Diagnostik muß der klinischen Untersuchung der Vorrang eingeräumt werden.

> Eine ungenaue neurologische Befunderhebung verleitet zu unnötigen instrumentellen Untersuchungen.

Allein schon durch eine exakte neurologische Höhendiagnostik ist häufig schon eine Differentialdiagnose zwischen Spinaltumor und Bandscheibenvorfall möglich. Man sollte sich immer vor der Versuchung hüten, ein „schönes" Röntgenbild oder Computertomogramm überzubewerten, wenn der neurologische Befund im Widerspruch dazu steht.

Die Untersuchung beginnt mit der Beobachtung der Alltagsbewegungen des Patienten: wie er den Raum betritt, wie er geht, sich niedersetzt, sich auskleidet. All diese Bewegungsabläufe wirken steif und übervorsichtig, das Ausziehen von Schuhen und Strümpfen bereitet Schwierigkeiten.

Am stehenden Patienten sind Schonhaltungen wie Skoliose oder Beckenschiefstand am leichtesten zu erkennen. Augenfällig ist auch eine Verspannung und Vorwölbung der Rückenstrecker, kombiniert mit steilgestellter Lendenwirbelsäule und Aufhebung der physiologischen Lordose. Meist besteht eine zur gesunden Seite konvexe Skoliose mit einem Beckenschiefstand. Geprüft wird das Ausmaß der möglichen Vor-, Rück- und Seitneigung. Der diagnostisch gern verwendete Finger-Boden-Abstand ist jedoch unspezifisch und sollte nicht überbewertet werden; er ist bedingt durch die (krankheitsunabhängige) Beweglichkeit der Lendenwirbelsäule, den Zustand der ischiokruralen Muskulatur, die Hüftfunktion und das Vorliegen eines positiven Lasègue-Phänomens; bedeutungsvoll ist diese Untersuchung allerdings in der Therapiekontrolle. Abschließend werden im Stehen das Gangbild, insbesondere Fersen- und Zehengang, sowie monopedales Hüpfen geprüft, um das Vorliegen einer Fuß/Zehenheber- oder -senkerparese festzustellen.

In Bauchlage wird die Klopfschmerzhaftigkeit der Lendenwirbelsäule untersucht. Paravertebrale Muskulatur und Dornfortsätze sind im Bereich des befallen Bewegungssegmentes druckempfindlich. Entlang des Verlaufs des N. ischiadicus über dem Gesäß bis zur Kniekehle (Valleixsche Druckpunkte) kann ebenfalls eine Druckschmerzhaftigkeit vorliegen. Durch Überstreckung der Hüftgelenke bei gebeugtem Knie kann der Femoralisdehnungsschmerz ausgelöst werden (sogenannter „umgekehrter" oder „Femoralis-Lasègue"). Dieses Zeichen kann bei Bandscheibenvorfällen in Höhe L3 und L4 positiv sein, aber auch durch ein schmerzhaftes Hüftgelenk oder Muskelverkürzungen vorgetäuscht werden. Ebenfalls in Bauchlage wird die Sensibilität in den dorsalen Dermatomen geprüft.

In Rückenlage wird zunächst die Beweglichkeit der Hüftgelenke getestet. Obligat ist auch die Prüfung des *Lasègue-Phänomens:* Dabei wird das gestreckte Bein angehoben, also eine passive Beugung des Hüftgelenks ausgeführt. Als positiv wird das Zeichen dann gewertet, wenn durch die Überdehnung des Plexus lumbosacralis bzw. der entsprechenden Nervenwurzeln ein intensiver Schmerz rasch einschießt, der den Untersuchten oft zu einer Beckenrotation zur Gegenseite veranlaßt. Die provozierten Schmerzen entsprechen dem Verlauf des N. ischiadicus an der Rückseite des Oberschenkels. Ergänzen kann man diese Untersuchung durch den *Bragard-Test* (zusätzliche Extension des Fußes nach dorsal am angehobenen und gestreckten Bein), was einen noch stärkeren Zug an den Nervenwurzeln bedeutet. Es empfiehlt sich auch, die Gegenprobe zu machen:

Beim Aufsetzen auf der Untersuchungsliege mit gestreckten Beinen müßten bei organisch bedingter Ursache die gleichen Schmerzen auftreten, bei Aggravation bleibt dies oft aus.

Von einem *Pseudo-Lasègue* spricht man dann, wenn die Schmerz-
steigerung allmählich eintritt oder nur lumbale Schmerzen auftreten, wie dies bei schmerzhaften Muskelverspannungen vorkommt.
Bei großen, weit nach medial reichenden Prolapsen kann das Lasègue-Phänomen durch Anheben des nicht betroffenen Beins ausgelöst werden *(gekreuztes Lasègue-Phänomen)*. Ebenfalls in Rückenlage wird der *Reflexstatus* geprüft. Wichtig sind beim Lumbalsyndrom der Patellarsehnenreflex (Wurzel L4) und der Achillessehnenreflex (Wurzel S1).
Die *Sensibilitätsprüfung* kontrolliert die Oberflächensensibilität mit
Wattebausch oder Nadelrad (s. Abb. 21), wobei auch die Perianalre-
gion zur Bestätigung oder zum Ausschluß einer Reithosenhypästhe-
sie beim Kaudasyndrom mit untersucht werden muß. Störungen
der Tiefensensibilität gehören nicht zum Bild der Bandscheibenschädigung und sollten zu eingehenden differentialdiagnostischen
Untersuchungen Anlaß geben. Es ist jedoch an Ober- und Unterschenkel mit zum Teil erheblichen Abweichungen von den bekann-
ten Dermatom-Schemata zu rechnen; lediglich am Fuß sind die
Dermatomgrenzen recht konstant: der Fußrücken bis zur Großzehe
sind dem Dermatom L5, Ferse und lateraler Fußrand bis zu den
kleinen Zehen dem Dermatom S1 zuzuordnen. Bei unvollständigen
Wurzelschädigungen können auch *Hyperästhesien* als Ausdruck
einer Wurzelreizung beobachtet werden.
Für die Untersuchung der *Motorik* sind die Kennmuskeln der einzelnen Segmente zu beachten (s. unten). Zur orientierenden Untersuchung genügt zunächst die Prüfung des Zehen- und Fersengan-
ges, der sich die differenzierte Untersuchung der groben Kraft der
Fuß- und Zehenextensoren und der Plantarflexoren anschließt.

Zur schwierigen Unterscheidung einer schmerzreflektorisch
bedingten Innervationsschwäche von einer echten Parese
bedarf es der Mitarbeit des Patienten.

Bei länger bestehenden Paresen ist auch mit Muskelatrophien zu
rechnen, die durch vergleichende Umfangsmessungen zu ermitteln
sind. Erstaunlicherweise stellt man immer wieder fest, daß viele
Kranke das Auftreten einer Parese selbst gar nicht bemerken, wenn
im Krankheitsverlauf nicht stärkere Schmerzen auftreten.

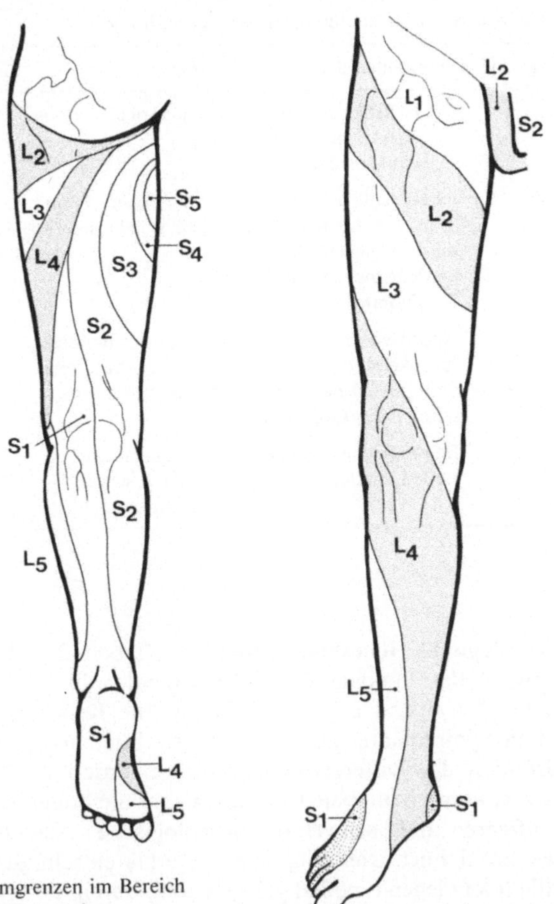

Abb. 21. Dermatomgrenzen im Bereich
der lumbalen Nervenwurzeln

Vegetative Störungen sind bei monoradikulären Lumbalsyndromen
selten und am ehesten bei Läsionen der Wurzel L5 zu erwarten.
Hierzu zählen Blasen-, Mastdarm- und Potenzstörungen, seltener
auch vasomotorische Störungen und Muskelkrämpfe (vor allem
Wadenkrämpfe). Sehr ausgedehnte vegetative Ausfälle treten dagegen bei Massenprolapsen im Rahmen des Kaudasyndroms auf
(s. S. 140).

Segment	Sensibilität/Schmerz	Motorik	Reflexe
L3	Oberschenkelstreckseite (Trochanter major bis Condylus medialis)	M. quadriceps femoris	Patellarsehnen-Reflex
L4	Oberschenkelaußenseite über das Knie und die Unterschenkelinnenseite bis zum medialen Fußrand	M. quadriceps femoris, M. tibialis anterior	Patellarsehnen-Reflex
L5	Außenseite von Oberschenkel und Knie, Unterschenkelaußenseite bis zur Großzehe	M. extensor hallucis longus, ev. M. extensor digitorum brevis	
S1	Beinrückseite, lateraler Fußrand, Kleinzehe	Glutäalmuskeln, M. biceps surae, Mm. peronaei	Achillessehnen-Reflex

Neurologische Höhendiagnostik (vergl. Tabelle 2 und Abb. 21)
Obwohl das lumbale Bandscheibenleiden in über 90% die Segmente L4, 5 und L5–S1 betrifft, ist die Kenntnis der neurologischen Symptomatik auch der oberen Lumbalsegmente schon aus Gründen der Differentialdiagnostik erforderlich. Im Unterschied zu den unteren lumbalen Vorfällen sind die höheren Vorfälle durch häufigere und schwerere neurologische Ausfallerscheinungen gekennzeichnet. Dies mag damit zu erklären sein, daß hier die Vorfälle überwiegend medial gelegen sind, durch die atypische Lokalisation aber auch weiterführende Diagnostik und konservative Therapieversuche zu lange verschleppt werden. Nach größeren Fallzusammenstellungen sollen im höheren Lebensalter die Bandscheibenvorfälle in den oberen lumbalen Segmenten häufiger werden.

L1- und L2-Syndrom
Schmerzausstrahlung und Hypästhesie reichen von der oberen Lendenwirbelsäule bis zur Leistenregion. Zu motorischen Ausfällen oder Reflexdifferenzen kommt es nicht. Das Lasègue-Phänomen ist

negativ, der „umgekehrte Lasègue" (Femoralisdehnungsschmerz)
kann positiv sein. Wichtigste Differentialdiagnosen: andere Erkrankungen mit dem Leitsymptom des Leistenschmerzes.

L3-Syndrom

Das Schmerz- und Hypästhesieband zieht vom Trochanter major
an der Außenseite schräg über die Vorderseite des Oberschenkels
oberhalb des Knies. Motorisch kann eine Parese (nicht Plegie!) des
M. quadriceps femoris bestehen, bei längerer Krankheitsdauer
auch eine Quadricepsatrophie. Der Patellarsehnenreflex ist abgeschwächt. Das Lasègue-Phänomen ist negativ, der „umgekehrte
Lasègue" oft positiv. Zur differentialdiagnostischen Abgrenzung
gegenüber einer Lähmung des N. femoralis kann beitragen, daß
beim L3-Syndrom das sensible Versorgungsgebiet des N. saphenus
am Unterschenkel nicht mitbetroffen ist, die Parese des M. quadriceps femoris nie komplett ist, die Adduktoren aber mitbetroffen
sein können.

L4-Syndrom

Das L4-Dermatom schließt sich seitlich an das L3-Dermatom an,
reicht also von der Außenseite des Oberschenkels über die Knie-
scheibe hinweg bis zum vorderen inneren Quadranten des Unterschenkels und zum inneren Fußrand. Die motorischen Ausfälle
betreffen die Mm. quadriceps femoris und tibialis anterior (gestörte
Streckung des gebeugten Oberschenkels, z.B. beim Aufrichten aus
der Hocke oder beim Treppensteigen), Atrophien sind jedoch selten. Der Patellarsehnenreflex kann abgeschwächt sein, das Lasègue-Phänomen kann positiv sein (Mitbeteiligung von Fasern des
N. ischiadicus); häufiger ist jedoch ein positiver Femoralisdehnungsschmerz (Wurzelschmerz bei dorsaler Dehnung des gestreckten Beins). Für differentialdiagnostische Überlegungen: Die Mitbeteiligung des M. tibialis anterior spricht gegen eine Schädigung des
N. femoralis.

L5-Syndrom

In diesem Falle betreffen Schmerzausstrahlung und Sensibilitätsstörungen die Region an der Seitenfläche des Beins, beginnend am
lateralen Kondylus, manchmal auch schon an der Hinteraußenseite
des Oberschenkels, über den vorderen äußeren Quadranten des

Unterschenkels nach abwärts bis zur Großzehe ziehend. Kennzeichnend sind Lähmung und Atrophie der Fuß- und Zehenheber (M. extensor hallucis longus, manchmal auch M. extensor digitorum brevis), erkennbar am typischen „Steppergang". Gravierende Reflexdifferenzen bestehen in der Regel nicht, manchmal ist der Tibialis-posterior-Reflex ausgefallen.

S1-Syndrom
Das S1-Dermatom erstreckt sich von der Rückseite des Oberschenkels über den hinteren äußeren Quadranten des Unterschenkels zum Außenknöchel und den kleinen Zehen. Motorische Ausfälle betreffen die Mm. peronaei, die Glutaealmuskulatur und den M. triceps surae, wodurch die grobe Kraft bei der Plantarflektion eingeschränkt wird (Zehengang erschwert). Fast regelmäßig ist der Achillessehnen-Reflex (Triceps-surae-Reflex) ausgefallen. Der ASR kann jedoch auch kongenital abgeschwächt sein und fehlt oft im höheren Lebensalter.

Polyradikuläre Lumbalsyndrome
Neurologische Ausfälle in mehreren Segmenthöhen können zum einen durch multiple Protrusionen oder Prolapse entstehen. Häufiger sind es jedoch topographische Besonderheiten der Prolapslokalisation, die das Betroffensein mehrerer Nervenwurzeln erklären:
Ein großer paramedianer Prolaps, der etwas kaudal (knapp unterhalb des Wurzelabgangs, in der „Axilla") gelegen ist, kann neben dieser auch die nächst untere Wurzel von lateral her komprimieren – so kann bei einem großen Prolaps im Segment L4–5 auch die Wurzel S1 mitbetroffen sein. Das neurologische Bild stellt dann eine Kombination beider Wurzelsyndrome dar. Differentialdiagnostisch verwertbar gegenüber der Peronaeuslähmung ist die Tatsache, daß der M. tibialis anterior nicht betroffen ist.
Weit lateral gelegene Bandscheibenvorfälle können andererseits die nächst höhere Wurzel mitbetreffen. Laterale Prolapse im Segment L4–5 schädigen demnach die Wurzel L4 und L5 mit dementsprechender neurologischer Symptomatik. Im Vergleich zur peripheren Peronaeuslähmung bleiben hierbei aber die Mm. peronaei intakt.

4.5 Instrumentelle Diagnostik

Neben der klinischen Untersuchung stehen uns heute mehrere instrumentell-diagnostische Verfahren zur Verfügung, die die Diagnostik sehr erleichtern, die Treffsicherheit erhöhen und eine differenziertere Indikationsstellung zur Operation ermöglicht haben.

4.5.1 Röntgennativaufnahmen (Abb. 22 a, b)

Am Anfang der instrumentellen Diagnostik steht zumeist die Röntgen-Nativdiagnostik, manchmal kombiniert mit gezielten Ausschnitten, Schrägaufnahmen, Funktionsaufnahmen oder der konventionellen Tomographie. Die Vorteile dieser Technik liegen in ihrer leichten Durchführbarkeit und dem geringen Kostenaufwand. Damit können Fehlhaltungen (Lordoseausgleich, Hyperlordosierung, Kyphoskoliose), Fehlbildungen, Degenerationszeichen (osteophytäre Randzacken, Deckplattensklerosierung, Einengung des Zwischenwirbelraums und Spondylarthrose), Frakturen sowie tumoröse und entzündliche Veränderungen an Wirbelkörpern und Zwischenwirbelräumen leicht nachgewiesen werden. Gelegentlich sieht man auf den seitlichen Aufnahmen, wie infolge Bandscheibensinterung und Hyperlordosierung die Dornfortsätze aufeinanderrücken, was ebenfalls zu Beschwerden führen kann (Morbus Baastrup).
Es muß jedoch nachdrücklich darauf hingewiesen werden, daß die Aussagekraft dieser Untersuchungen für die lumbale Bandscheibendiagnostik nur gering ist.

> Der Nachweis auch schwerer degenerativer Veränderungen beweist nicht das Vorliegen einer Bandscheibenschädigung, noch nicht einmal die Segmenthöhe ist zuverlässig.

Andererseits kann auch in einem röntgenologisch völlig unauffälligen Segment ein ausgedehnter Bandscheibenvorfall vorliegen. Unerläßlich sind Nativ-Röntgenaufnahmen allerdings zur Segmentlokalisation im Vergleich zum Computertomogramm sowie in Vorbereitung eines operativen Eingriffs, nicht zuletzt auch wegen der nicht seltenen Anlagevarianten.

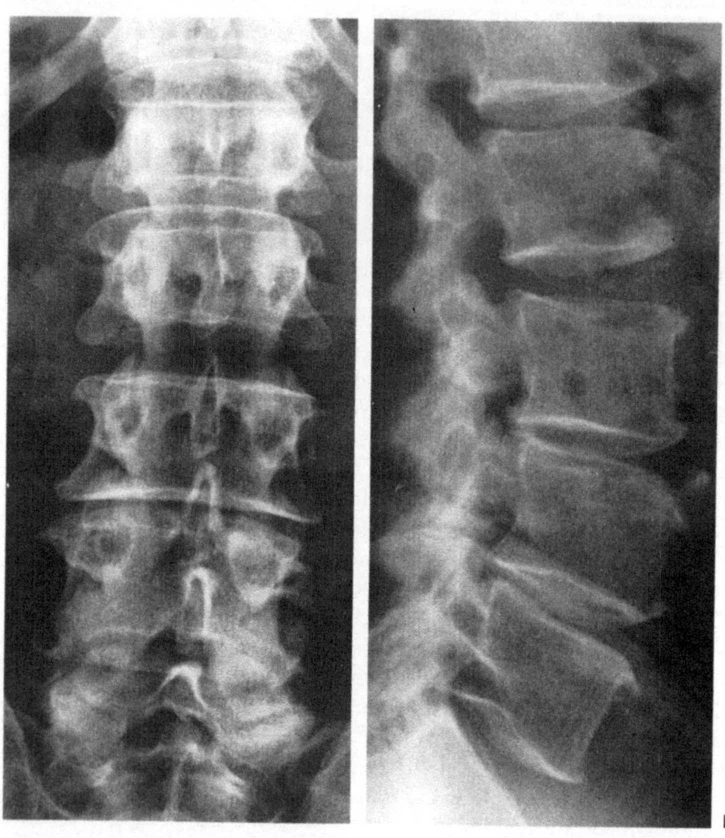

Abb. 22. Röntgenaufnahme der Lendenwirbelsäule a. p. (**a**) und seitlich (**b**): schwere degenerative Veränderungen mit Osteochondrose und Spondylose

4.5.2 Computertomographie (Abb. 23, 24)

Die Computertomographie sollte von den bildgebenden Verfahren immer nach den Röntgen-Nativaufnahmen und vor der Myelographie eingesetzt werden, wenn auf Grund des klinischen Befundes eine eindeutige Höhenbestimmung möglich ist. Das Verfahren hat generell folgende Vorteile:

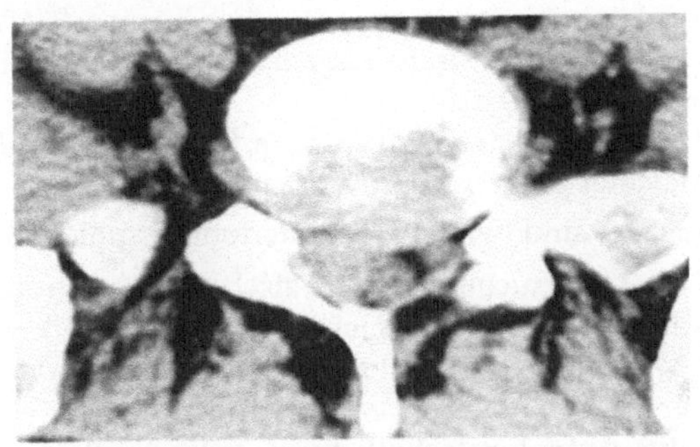

Abb. 23. Mediolateraler Bandscheibenvorfall in Höhe L5/S1 rechts im Computertomogramm

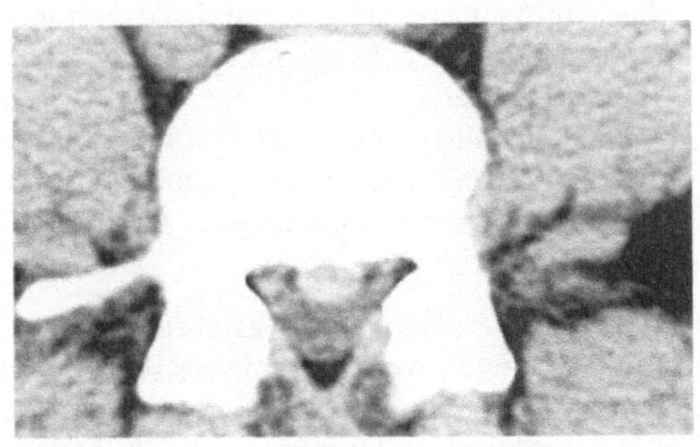

Abb. 24. Medialer Bandscheibenvorfall in Höhe L4, 5 im Computertomogramm

- die Technik ist nicht invasiv,
- der Patient wird wenig belastet (keine Risiken, keine Nebenwirkungen),
- die Untersuchung ist auch ambulant durchführbar und damit kostengünstig,
- in einem Arbeitsgang können Bandscheibenvorfälle, Duraschlauch, Nervenwurzeln, epidurales Fettgewebe und knöcherne Strukturen dargestellt werden,
- die optische Darstellung ist auch noch unterhalb eines Stopps möglich,

101

- es können auch laterale Bandscheibenvorfälle dargestellt werden bzw. sicher zwischen medialen und lateralen Vorfällen unterschieden werden,
- auch Sequesterverlagerungen nach kranial oder kaudal können leichter diagnostiziert werden.

Versager sind bei der Computertomographie möglich, wenn

- die Untersuchung in der falschen Etage erfolgt (der Befund also außerhalb der untersuchten Schichten liegt),
- Mißbildungen oder stärkere knöcherne Veränderungen vorliegen,
- die Aufnahmetechnik nicht optimal ist (Gantry-Kippung und Fensterlage, Schichtdicke),
- Veränderungen vorliegen (starke Lordose, Skoliose), die eine parallele Einstellung zur Bandscheibe unmöglich machen,
- das Auflösungsvermögen durch zu geringe Kontrastdifferenzen zwischen Bandscheiben und Nervengewebe unzureichend ist (bei älteren Geräten),
- Massenvorfälle einen engen Spinalkanal vollständig ausfüllen und keine Abgrenzung von Einzelstrukturen erlauben,
- der Untersucher nicht genügend Erfahrung in der Interpretation der Befunde hat.

Ein gewisser Nachteil des Verfahrens ist die Tatsache, daß kein Liquor gewonnen werden kann, dessen Untersuchung in manchen Fällen von differentialdiagnostischem Interesse wäre.

Bei der praktischen Durchführung ist darauf zu achten, daß die Dünnschnitttechnik (1–2 mm) gewählt wird, die Schnittführung parallel zu den Bandscheiben liegt und das jeweils angrenzende kraniale und kaudale Wirbelkörperdrittel mit darstellt, damit nach oben oder unten luxierte Sequester mit erfaßt werden. Durch exakte neurologische Voruntersuchung sollte die Untersuchung auf 2, höchstens 3 Segmente beschränkt werden. Schnittartefakte, die manchmal Protrusionen vortäuschen können, sind durch sagittale Rekonstruktionen und die Einbeziehung benachbarter Schnittbilder zu vermeiden.

Bei richtiger Indikation und optimaler Technik hat die Computertomographie eine Treffsicherheit von über 90% und kann meist die Myelographie ersetzen. Schwierigkeiten kann jedoch die sichere Unterscheidung zwischen Protrusion und Prolaps machen. Auch

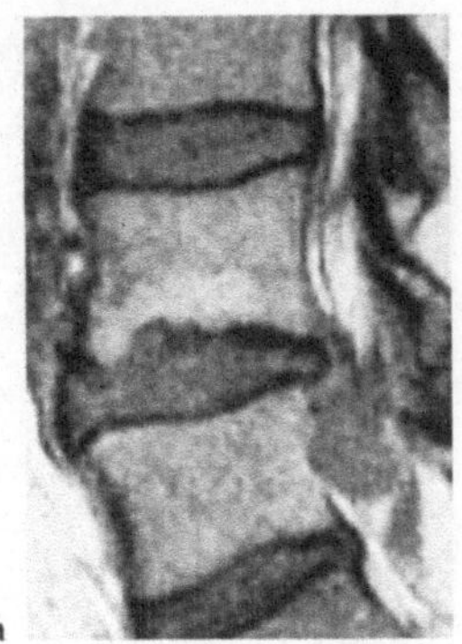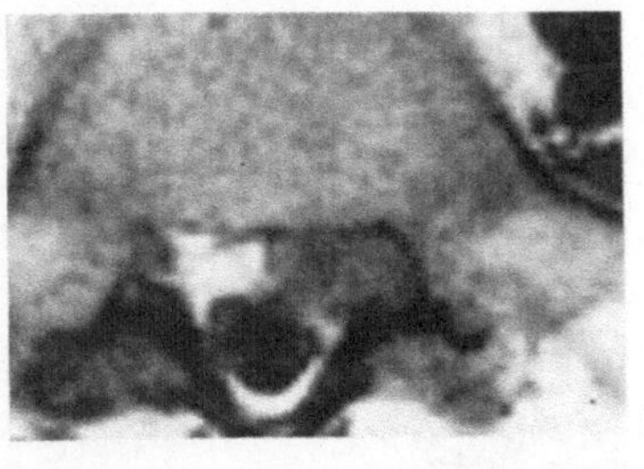

Abb. 25 a, b. Lumbaler Bandscheibenvorfall im Kernspintomogramm

die postoperative CT-Diagnostik bei rezidivierender Lumboischial-
gie (ausgelöst durch narbige und/oder ossäre Wurzelkompressionen oder Rezidivprolapse) ist problematisch; hier besteht oft keine
Übereinstimmung zwischen dem Befund bei der Nachoperation
und der computertomographischen Diagnose. Eine zusätzliche
Information kann dann eine intravenöse Kontrastmittelgabe liefern
(Narben nehmen Kontrastmittel auf, Rezidivsequester liegen als
hypodense Areale über hyperdensen Bezirken).
Bei allen Vorzügen der Computertomographie muß jedoch davor
gewarnt werden, sich ohne kritische Auseinandersetzung mit dem
neurologischen Befund mit einem „schönen" CT-Bild zufrieden zu
geben; allzuleicht könnten die differentialdiagnostischen Überlegungen in die falsche Richtung gelenkt werden.

4.5.3 Kernspintomographie (Abb. 25, a, b)

Dieses neue bildgebende Verfahren wird ebenfalls in der Bandscheibendiagnostik eingesetzt. Es hat die Vorzüge einer exakten
anatomischen Darstellung der untersuchten Strukturen und ist
absolut nicht-invasiv. Allerdings müssen z. B. Patienten mit einem
Herzschrittmacher von der Untersuchung ausgeschlossen werden
(magnetisierbare Gegenstände!). Zudem ist der finanzielle Aufwand erheblich.

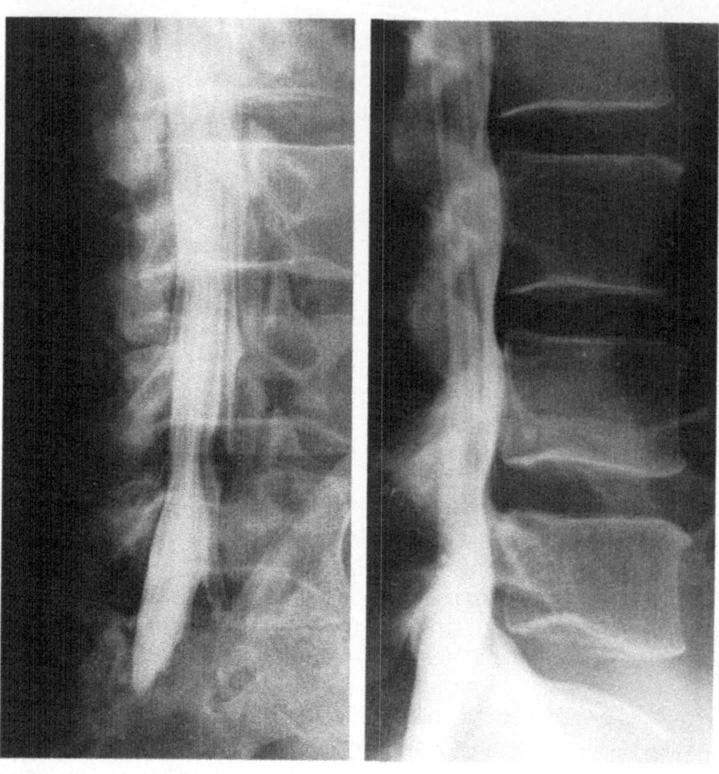

Abb. 26a, b. Bandscheibenprotrusion in Höhe L4, 5 rechts im lumbalen Myelogramm

4.5.4 Myelographie (Abb. 26a, b, 27)

Bei der Myelographie wird der spinale Subarachnoidalraum (Cavum subarachnoidale zwischen Arachnoidea und Dura mater) mit wasserlöslichen Kontrastmitteln dargestellt. Dieser Raum umhüllt die Nervenwurzeln bis in die Foramina intervertebralia der Wurzeltaschen und reicht kaudal bis in Höhe des 2. Sakralwirbels. Aufgrund des engen Kontaktes zwischen dorsaler Bandscheibenbegrenzung und ventralem Duraschlauch verursachen Bandscheiben-

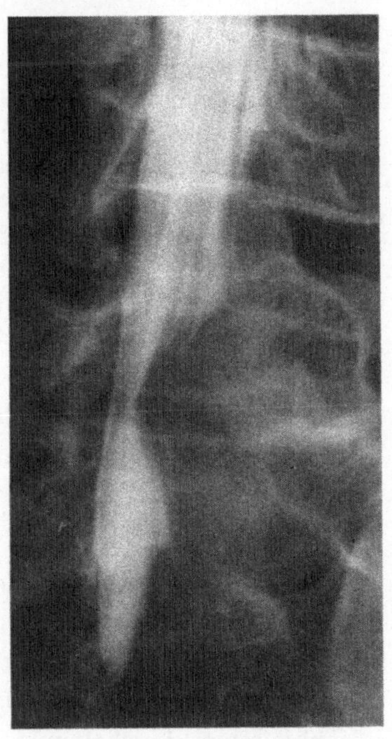

vorwölbungen Eindellungen oder Aussparungen im Kontrastmittelband des Durasackes. Von besonderer Wichtigkeit ist die Darstellung der Wurzeltaschen. Je nach Ausdehnung des Bandscheibenvorfalls kommt es zu einer Eindellung oder Verdrängung der Wurzeltasche bis zur vollständigen Kompression mit fehlender Kontrastmitteldarstellung (sog. Wurzelamputation).
Zur Durchführung der lumbalen Myelographie werden heute ausschließlich die modernen wasserlöslichen Kontrastmittel benutzt (z. B. Dimer X, Amipaque), die rasch resorbiert werden und gut verträglich sind, wodurch die Risiken dieser Untersuchung minimal geworden sind. Seit Einführung der Computertomographie ist die Anzahl der durchgeführten Myelographien jedoch um etwa 80% zurückgegangen.

Die lumbale Myelographie ist immer dann indiziert, wenn

- ein therapieresistentes lumbales Bandscheibensyndrom mit neurologischen Symptomen besteht, bei dem eine operative Behandlung in Erwägung gezogen wird,
- andere Ursachen (Wirbelkanalstenosen, Tumoren oder andere Raumforderungen) ausgeschlossen werden müssen,
- schwierige gutachterliche Fragestellungen vorliegen (gravierende Differenzen zwischen subjektivem Beschwerdebild und objektivierbarem neurologischen Befund,
- das klinische Bild mittels Computertomographie nicht sicher geklärt werden kann.

Die Vorzüge der Myelographie liegen in

- dem hohen Auflösungsvermögen mit subtiler Darstellung der Feinstrukturen,
- Darstellung eines größeren spinalen Bereiches über mehrere Segmente hinweg,
- geringem apparativen und zeitlichen Aufwand,
- geringen Kosten (nur etwa ⅓ der CT-Kosten).

Dem stehen gewisse Nachteile und Komplikationsmöglichkeiten gegenüber. Komplikationen durch die Myelographie können sowohl durch die Lumbalpunktion als auch durch das Kontrastmittel ausgelöst werden. Auch die modernen wasserlöslichen Kontrastmittel sind Fremdstoffe, die nach intrathekaler Injektion zu Reizerscheinungen am Zentralnervensystem führen können. Hierzu zählen Kopfschmerzen, Übelkeit, Erbrechen, Nackensteifigkeit (Meningismus), leichte Temperatursteigerungen und – in sehr seltenen Fällen – auch zerebrale Krampfanfälle. Die durch die Lumbalpunktion ausgelösten Beschwerden sind die Symptome des Liquorunterdrucks (durch nachfließenden Liquor aus dem Duraleck) und vom Aspekt kaum von kontrastmittelspezifischen Nebenwirkungen zu unterscheiden. Zur Behandlung genügen Bettruhe, Flüssigkeitsersatz (eventuell Infusion) und leichte Analgetika. Ernsteste, wenn auch seltene Komplikation, ist die Infektion des Liquorraums, die dann eine gezielte antibiotische Behandlung erfordert.
Eine Myelographie kann erforderlichenfalls auch durchgeführt werden, wenn eine Kontrastmittelallergie besteht. In solchen Fällen erfolgt die Untersuchung unter dem Schutz eines Kortikoids (z. B.

20 mg Dexamethason am Morgen des Untersuchungstages sowie unmittelbar vor der Myelographie) und in Bereitschaft eines erfahrenen Anästhesisten.

Die Myelographie ergibt je nach Aufnahmetechnik sowie Lage und Größe der bandscheibenbedingten Raumforderung charakteristische Befunde. Auf den seitlichen Projektionen wird die dorsale und ventrale Begrenzung des Duraschlauchs dargestellt, nicht dagegen die Wurzeltaschen. Auf diese Weise sind mediale Bandscheibenvorfälle gut nachweisbar. Gelegentlich sieht man kaskadenförmige Eindellungen des Kontrastmittelbandes über mehrere Segmente. Dieser Befund ist im höheren Lebensalter physiologisch, bei jüngeren Menschen dagegen charakteristisch für eine (relative) Wirbelkanalstenose mit multiplen Bandscheibenprotrusionen. Auf der a.-p.-Projektion und den Schrägaufnahmen sind Abgang und Verlauf der Wurzeltaschen am besten zu sehen. Weit lateral gelegene Bandscheibenvorfälle sind jedoch mit keiner Einstellung sicher darstellbar.

Myelographische Fehldiagnosen (falsch positive oder negative Befunde, in etwa 10% der Fälle) sind möglich

- nach vorausgegangener Operation,
- bei Spondylolisthesis oder dorsaler Randzackenbildung ohne Bandscheibenprolaps,
- bei knöcherner Einengung des Wirbelkanals,
- bei extrem lateralen Bandscheibenvorfällen.

Zusammenfassend kann festgehalten werden, daß Computertomographie und Myelographie keine konkurrierenden Verfahren sind, sondern sich bei sinnvoller Indikation ergänzen. Die lumbale Myelographie ist auch heute noch angebracht, wenn die Computertomographie nicht eindeutig ist oder nicht mit dem klinischen Befund übereinstimmt. Die Kombination beider Methoden vermag die diagnostische Fehlerquote weiter zu reduzieren.

> Ein pathologischer Befund im Myelogramm stellt nur dann eine Operationsindikation dar, wenn er mit dem klinischen Befund korreliert.

4.5.5 Liquordiagnostik

Da bei der Lumbalpunktion zur Myelographie ohnehin Liquor
anfällt, sollte nicht versäumt werden, diesen laborchemisch zu
untersuchen. Als Minimalprogramm genügt dabei die Bestimmung
der Zellzahl, Zellart, des Gesamteiweißes und des Eiweißbildes.
Beim lumbalen Bandscheibenvorfall ist die Zellzahl fast immer normal, das Zellbild meist zur lymphozytär-makrozytären Seite hin
verschoben, das Gesamteiweiß normal oder (in ⅓) bis auf maximal
600 mg/l erhöht (z. B. bei anhaltender Wurzelreizung infolge eines
großen Prolapses oder stärkeren Verwachsungen). Zur Diagnose
des Bandscheibenvorfalls trägt somit die Liquoruntersuchung
wenig bei, sie ist aber von großer Bedeutung für differentialdiagnostische Fragestellungen. So können akut-entzündliche, häufiger
aber noch chronisch-entzündliche Erkrankungen des Zentralner-
vensystems mit einer radikulären Symptomatik einhergehen. Insbesondere bei der multiplen Sklerose können heftige radikuläre
Schmerzsyndrome bestehen, ohne daß der Liquor zunächst auffällig ist (Zellzahl und Gesamteiweiß normal, im Zellbild zunächst nur
Unregelmäßigkeiten in Form einer lymphozytär-plasmozytären
Reaktion). Erst im weiteren Verlauf sind deutliche Pleozytosen und
Gesamteiweißerhöhungen nachweisbar.

> Man hüte sich vor einer klassischen Fehldiagnose und ver-
> meide die Operation eines Patienten mit noch unerkannter
> MS an einem vermeintlichen Bandscheibenvorfall!

Bei der Lumbalpunktion zur Myelographie wird man gleichzeitig
den Queckenstedt-Versuch ausführen, um ein intraspinales Passa-
gehindernis nachzuweisen oder auszuschließen. Im positiven Falle
sind weiterführende Untersuchungen vonnöten, um z. B. einen Spinaltumor zu diagnostizieren.

4.5.6 Diskographie (Abb. 28)

Bei der Diskographie wird das Hohlraumsystem in der Bandscheibe durch intradiskale Injektion eines Kontrastmittels dargestellt. Diese Untersuchung ist heute, da uns für die Diagnostik des

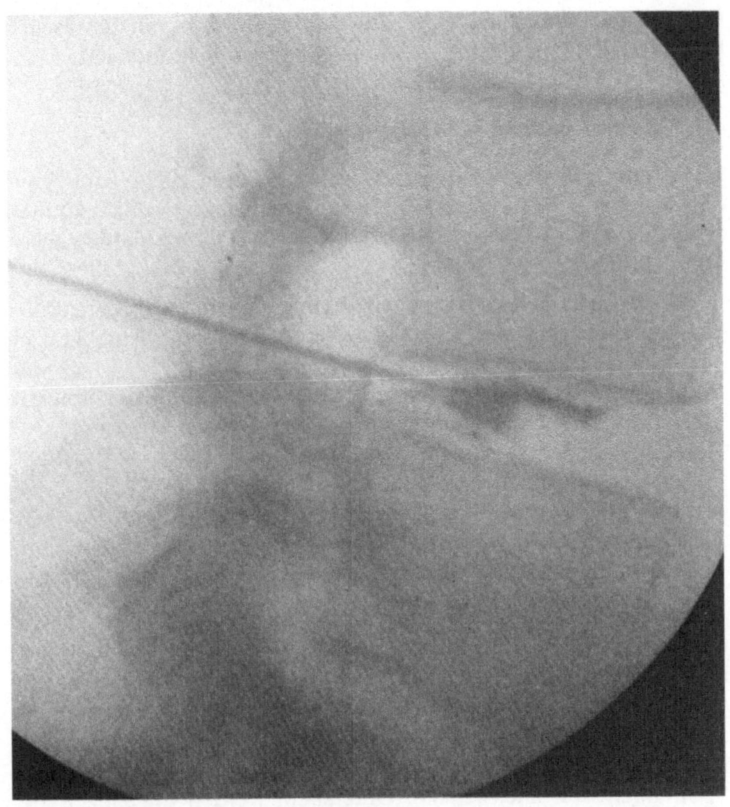

Abb. 28. Diskographie mit Nachweis der Spaltbildung in der degenerierten Bandscheibe

lumbalen Bandscheibenvorfalls weniger invasive Methoden zur Verfügung stehen, kaum noch indiziert; sie ist recht schmerzhaft und im Resultat oft unsicher (pathologische Befunde bei Gesunden!). Angewandt wird diese Technik aber noch im Rahmen der Chemonukleolyse: In Vorbereitung dieses Eingriffs wird zu Beginn der Prozedur ein Kontrastmittel in die erkrankte Bandscheibe injiziert. Zeigt sich dabei, daß Kontrastmittel in den Spinalkanal übertritt, so liegt eine Zerreißung des Anulus fibrosus mit Bandscheibenprolaps vor, und die Chemonukleolyse ist nicht indiziert.

4.5.7 Elektrophysiologische Diagnostik

Elektrophysiologische Untersuchungen gehören nicht zum Standardprogramm der lumbalen Bandscheibendiagnostik, können aber wertvolle Hilfsmittel bei schwierigen Differentialdiagnosen sein. Mit ihrer Hilfe können

- Wurzelreizung und Wurzelschädigung voneinander unterschieden werden (mit dem EMG vor allem am motorischen Schenkel, mit NLG und SEP im afferenten System),
- das ungefähre Alter einer Wurzelschädigungssymptomatik (akut/chronisch) bestimmt werden,
- der genaue Schädigungsort festgestellt werden (z. B. Differentialdiagnose: N. peronaeus- oder L5-Schädigung),
- differentialdiagnostische Abgrenzungen zwischen bandscheibenbedingten Erkrankungen, Plexusschädigung, Schwerpunktpolyneuropathie, Radikulitis u. a. erleichtert werden.

Die aussagekräftigste der elektrophysiologischen Zusatzuntersuchungen ist die *Elektromyographie* (EMG). Schon wenige Tage nach Eintritt einer Parese zeigt sich ein gelichtetes Muster, wenn auch die einzelnen Aktionspotentiale nicht pathologisch verändert sind. In den ersten 8–10 Tagen nach einem akuten Wurzelausfall ist jedoch in den betroffenen Kennmuskeln noch keine pathologische Spontanaktivität nachweisbar. Untersucht werden folgende Extremitätenkennmuskeln:

L1–L3: M. iliopsoas
L2–L3: M. quadriceps, Adduktorenmuskeln
L4: M. tibialis anterior, M. quadriceps, Adduktorenmuskeln
L5: M. extensor hallucis longus, M. extensor digitorum longus, M. glutaeus medius, M. tibialis posterior, M. semitendinosus, Mm. fibulares
S1: M. gastrocnemius, M. soleus, M. abductor hallucis, M. glutaeus maximus.

Die ersten Denervierungspotentiale lassen sich in den Mm. interspinosi nachweisen, die über die Rami dorsales der Spinalnerven innerviert werden, da hier die Strecke zwischen Vorderhornzelle und Muskelfaser am kürzesten ist. Ein diagnostischer Vorteil dieser Untersuchungstechnik ist ferner die streng monoradikuläre Innervation.

Nach etwa 10–14 Tagen sind dann auch positive Denervierungspotentiale nachweisbar. Bei längerem Bestehen der Wurzelschädigung mit neurogenem Umbau der Muskulatur nehmen Amplitude, Potentialdauer und Polyphasierate zu. Mit Hilfe des EMG sind bei chronischen Wurzelschädigungen auch prognostische Aussagen möglich: für eine günstige Prognose sprechen die Abnahme der Fibrillationen und monophasischen Wellen, Zunahme der Reinnervationspotentiale, vermehrte Polyphasie mit Amplitudenerhöhung und Latenzzunahme. Bei chronisch-progredienten Wurzelkompressionen nimmt dagegen die Schwere der Denervierungspotentiale zu, desgleichen die Anzahl der positiven scharfen Wellen, der Faszikulationen und der pseudomyotonen Entladungen.

Insgesamt ist jedoch nur in der Hälfte der Fälle ein positiver EMG-Befund zu registrieren. Wesentlich häufiger findet man pathologische EMG-Befunde bei der Schwerpunktpolyneuropathie und bei isolierten Peronaeusläsionen. Das EMG kann bei Bandscheibenvorfällen stumm bleiben, wenn

- lediglich Schmerzen (ohne motorische Störungen) bestehen, also nur sensible Funktionen beeinträchtigt sind,
- leichte motorische Ausfälle erst kurze Zeit (1–2 Wochen) oder sehr lange (mehrere Jahre) bestehen.

Die *Neurographie* (Messung der Nervenleitgeschwindigkeit) kann hilfreich sein, wenn eine differentialdiagnostische Abklärung zwischen einer L5-Schädigung und einer Peronaeusläsion auf andere Weise nicht möglich ist, ebenso bei der diabetischen Polyneuropathie oder einer Radikuloneuropathie. Prinzipiell ist die neurographische Diagnostik jedoch nur dann sinnvoll einzusetzen, wenn der vermutete Läsionsort zwischen Reiz- und Ableiteort liegt.

Somatosensorisch evozierte Potentiale (SEP) spielen in der lumbalen Bandscheibendiagnostik noch keine große Rolle. Diese Untersuchung kann bei Problemfällen nützlich sein, z. B. bei klinisch vermuteten Wurzelsyndromen ohne Sensibilitätsstörungen, bei ausgeprägten Sensibilitätsstörungen psychogenen Charakters oder anderen Syndromen mit schwieriger segmentaler Zuordnung.

4.6 Die speziellen Krankheitsbilder

4.6.1 Der lumbale Bandscheibenvorfall

Vielfach geht dem akuten Krankheitsbeginn eine längere Vorgeschichte mit rezidivierenden Lumbalgien, gelegentlich auch Ischialgien voraus, die durch konservative Behandlungsmaßnahmen (Bettruhe, Analgetika usw.) gebessert werden konnten. In manchen Fällen setzt die Akutsymptomatik jedoch auch aus voller Gesundheit heraus ein und ohne Vorboten – nicht selten werden dann äußere Ereignisse angeschuldigt – entwickelt sich das klinische Vollbild mit der typischen Symptomatik.

Das klinische Bild wird geprägt durch zwei Erscheinungsbilder, die isoliert oder kombiniert auftreten können:

– Wirbelsäulenlokalsyndrom,
– radikuläres Syndrom.

Das *Wirbelsäulenlokalsyndrom* (Lumbago) entsteht durch die mechanische Irritation von Rezeptoren an Gelenken, Bändern, Muskelansätzen und Anulus fibrosus. Es besteht ein dumpfer, tiefer Rückenschmerz mit schmerzhaften Muskelverspannungen, die über mehrere Segmente reichen können, die Beweglichkeit der Wirbelsäule blockieren und typische Fehlhaltungen bewirken (Steilstellung der Lendenwirbelsäule mit Aufhebung der Lendenlordose, skoliotische Verbiegungen nach der Seite, oder eine Kombination aus beiden). Dieses Lokalsyndrom ist quasi immer vorhanden, zumindest in der Anfangsphase der Erkrankung; im weiteren Verlauf, vor allem beim sequestrierten Vorfall, kann diese Symptomatik verschwinden.
Zusätzlich zum lokalen Schmerz können auch ausstrahlende Schmerzen auftreten, die einer segmentalen Schmerzausstrahlung gleichen, der sogenannte *pseudoradikuläre Schmerz*. Im Unterschied zum echten radikulären Schmerz ist jedoch die Begrenzung unschärfer, überschreitet oft die Dermatomgrenzen, reicht aber fast nie bis zum Unterschenkel oder zum Fuß. Der Schmerz hat einen eher dumpfen Charakter und ist oft mit Hyperpathie und Hyperalgesie kombiniert.
Das *radikuläre Syndrom* beinhaltet Schmerzen, sensible und motorische Ausfälle. Der besonders kennzeichnende *radikuläre Schmerz,*

oft erstes und einziges Symptom einer bandscheibenbedingten Nervenwurzelkompression, wird als scharf und sehr intensiv wahrgenommen und entspricht recht genau dem sensiblen Innervationsgebiet der entsprechenden Wurzel. Bewegungen aller Art (so auch die Prüfung des Lasègue-Phänomens) sowie Husten, Pressen und Niesen verstärken den Schmerz.

Bei länger bestehender Wurzelkompression kommen zum Schmerz auch *sensible Funktionsstörungen* im Versorgungsgebiet der betroffenen Wurzel, anfangs als Hyperalgesie, später auch als Hypästhesie und Hypalgesie. Eine vollständige Anästhesie ist wegen der Überlappung der Dermatome nur bei Befall mehrerer Wurzeln zu erwarten. *Motorische Funktionsstörungen* (Paresen, Muskelatrophien) können bei andauernder Wurzelkompression gleichfalls auftreten. Ihre segmentale Zuordnung zu den entsprechenden Wurzeln kann schwierig sein, da die meisten Muskeln durch mehrere Wurzeln versorgt werden. Die wenigen monoradikulär versorgten Muskeln werden als Kennmuskeln bezeichnet (s. Tabelle 2). Die segmentale Zuordnung motorischer Störungen wird durch die elektromyographische Untersuchung unterstützt (s. S. 110).

Für die neurologische Höhenlokalisation ist die Reflexdiagnostik bedeutsam. Bei einer Schädigung der Wurzel S 1 ist der Achillessehnenreflex abgeschwächt oder ausgefallen. Der Patellarsehnenreflex ist abgeschwächt bei einer Läsion der Wurzel L 4, zum vollständigen Reflexausfall kommt es aber nur dann, wenn auch die Wurzel L 3 lädiert ist.

Vegetative Störungen (Blasen-, Mastdarm- und Potenzstörungen) sind bei Bandscheibenerkrankungen selten, bei ihrem Auftreten aber klinisch von größter Bedeutung. Sie kommen beim Ausfall mehrerer Nervenwurzeln vor, vor allem beim Kaudasyndrom.

Wenn die klinische Diagnose „Bandscheibenvorfall" durch die instrumentellen Zusatzuntersuchungen bestätigt wurde, muß eine adäquate *Therapie* eingeleitet werden.

Der Nachweis eines lumbalen Bandscheibenvorfalls bedeutet nicht automatisch eine Operationsindikation.

Konservative und chirurgische Therapieformen sind keine Konkurrenzverfahren, sondern indikationsbedingte Alternativen. Alle

Maßnahmen stellen naturgemäß keine kausale Therapie dar, da die degenerativ veränderten Anteile des Bewegungssegmentes nicht erneuert werden können. Jede Form der Behandlung ist daher grundsätzlich eine symptomatische mit dem Primärziel der Beseitigung des Schmerzzustandes.

Die Wahl des therapeutischen Weges wird nicht in erster Linie durch die neuroradiologischen Befunde bestimmt, sondern durch das subjektive Beschwerdebild und den klinisch-neurologischen Befund. Die Mehrzahl der Bandscheibenbeschwerden wird nicht durch große Prolapse, sondern Protrusionen, Spondylosen und Gelenkveränderungen hervorgerufen, die nicht primär eine Operationsindikation darstellen. Die Erfahrung zeigt ferner, daß in vielen Fällen eine Lumbago auch durch geeignete konservative Behandlungsmaßnahmen innerhalb kurzer Zeit gut zu bessern ist. Auch leichte Paresen sind einer konservativen Behandlung zugänglich, bei schweren Paresen muß dagegen rasch operiert werden.

Konservative Therapie
Vor Einleitung einer konservativen Therapie sollte jedoch durch eine Computertomographie ein größerer Prolaps oder gar ein freier Bandscheibensequester ausgeschlossen werden, weil

- in solchen Fällen eine konservative Therapie wenig Erfolgsaussichten hat,
- das lange Bestehen eines Prolapses zu erheblichen Wurzelverwachsungen führt, die eine spätere Operation erschweren und die Erholungsfähigkeit der geschädigten Nervenwurzeln herabsetzen.

Prinzip der konservativen Therapie ist es, den Circulus vitiosus von Bandscheibenvorfall, Schmerz, Muskelverspannung und Haltungsanomalie zu durchbrechen. Die Ziele sind eine spontane Relabierung des vorgefallenen Bandscheibengewebes und eine Beruhigung der gereizten Nervenwurzel. Dies soll durch eine Kombination mehrerer Maßnahmen, wie Bettruhe, lokale Wärme, Analgetika und eventuell Massage und Elektrotherapie erreicht werden.

Die optimale Position findet der Patient am ehesten selbst heraus. In den meisten Fällen ist am wirksamsten eine Horizontallagerung auf glatter, fester Unterlage mit Abflachung der Lendenlordose durch Anwinkelung der Hüft- und Kniegelenke (sogenannte Stufenbettlagerung). Diese Position muß allerdings konsequent über mehrere Tage bis Wochen eingehalten werden, was wegen des pflegerischen Aufwandes nur unter stationären Bedingungen möglich ist. Der Wert der Ruhigstellung wird vom Patienten oft unterschätzt, da er eine aktive Therapie erwartet.

> Wichtigster Bestandteil der konservativen Therapie ist die Bettruhe, eventuell kombiniert mit speziellen Lagerungsmaßnahmen.

Wärmeanwendungen in verschiedenen Formen werden ebenfalls als angenehm und schmerzlindernd empfunden. Die Wirkung beruht auf einer Hyperämisierung mit Entspannung der Muskulatur und Abklingen der Reizzustände in allen Anteilen des Bewegungssegmentes. Appliziert wird die Wärme in Form von heißen Bädern, Fango- und Moorpackungen, indirekt als strahlende Wärme (Rotlicht, Heißluft), Heizkissen oder Wärmflaschen. Auch hyperämisierend wirkende Externa (Salizylsäurederivate, ätherische Öle u.ä.) bewirken einen lokalen Wärmeeffekt und werden meist als schmerzlindernd empfunden.
Eine *medikamentöse Therapie* ist in der Akutphase bei schweren Schmerzzuständen meist unverzichtbar. Sie ist prinzipiell als systemische oder lokale Therapie möglich. Angestrebt werden

- Abschwellung der Nervenwurzel,
- Schmerzlinderung,
- Muskelrelaxierung.

In der systemischen Therapie sind die in der Rheumatologie üblichen Analgetika und Antiphlogistika wie Azetylsalizylsäure, Phenylbutazon, Diclofenac und Indometacin oder Kombinationen wirksam, die eine Schmerzhemmung und Abschwellung bewirken. Gern werden auch Kombinationen mit B-Vitaminen verwendet, deren neurotrope Wirkung sich positiv auf die Regeneration der druckgeschädigten Nervenwurzeln auswirken soll, was aber nicht als sicher erwiesen gelten kann. Sinnvoll ist auch der zusätzliche Einsatz von Medikamenten, die eine muskelrelaxierende Wirkung haben (Diazepam, Tetrazepam und Chlormezanon). Bei massiven

Schmerzzuständen oder zur Überbrückung bis zu einer geplanten
Operation sind manchmal auch zentral wirkende Analgetika erforderlich (z. B. Pentazocin). Beliebt sind auch Kombinationen mit
Kortison[1], wodurch die antiphlogistische Wirkung noch gesteigert
wird. Die möglichen Nebenwirkungen müssen jedoch beachtet
werden (Magenanamnese, Blutbildveränderungen). Diese Therapie
ist allenfalls bei akuten, schweren Schmerzen geeignet, auf keinen
Fall jedoch zur Langzeitbehandlung. Auch die alleinige Kortison-
gabe (z. B. Dexamethason), wenngleich kurzfristig von überzeugen-
der Wirksamkeit, bietet offensichtlich in der Langzeitwirkung keine
signifikanten Vorteile gegenüber den üblichen nichtsteroidalen
Antiphlogistika, vielfach wird jedoch die allgemeine Befindlichkeit
verbessert, wahrscheinlich als Folge einer psychotropen Wirkung
des Präparates. Uns hat sich die Kombination von Kortison und
nichtsteroidalen Antiphlogistika bei postoperativen Schmerzen
bewährt; die Schmerzphase wird abgekürzt, es werden weniger
Analgetika benötigt.
Prinzipiell sind alle Antiphlogistika in gleicher Weise zur Schmerzbehandlung geeignet, beachtet werden müssen jedoch spezifische
Nebenwirkungsrisiken (Blutgerinnungsstörungen, Nierenfunktions-
störungen, Magen-Darm-Ulzera) und Arzneimittelinteraktionen,
vor allem mit Vitamin-K-Antagonisten, oralen Antidiabetika, Anti-
epileptika und Antihypertensiva (Diuretika). Mischpräparate (meist
Kombinationen von Antiphlogistika, Glukosteroiden, Lokalanästhetika und Vitaminen) sind nicht generell zu empfehlen, da eine
Wirkungspotenzierung nicht nachzuweisen ist. Bei manchen Patienten ist es aber sinnvoll, zusätzlich Sedativa und/oder Tranquilizer
einzusetzen. Speziell Diazepam wirkt gut psychoregulierend und
muskelrelaxierend, ist also zur Unterstützung der übrigen Maßnahmen gut geeignet. Auch reine Psychopharmaka (z. B. Levomepro-
mazin, Promethazin, Thioridazin oder Chlorprotixen) sind manchmal angebracht; sie dämpfen das Schmerzerleben und sparen
Analgetika. Bei subakuten bis chronischen Schmerzzuständen hat
sich Diclofenac (z. B. 2–3 × 50 mg Voltaren täglich) gut bewährt.
Die lokale Schmerztherapie kann in solchen Fällen zum Einsatz
kommen, wo über längere Zeit hartnäckige Beschwerden bestehen,
die klinischen und instrumentellen Befunde jedoch einen operati-

---

[1] z. B. Fortecortin

ven Eingriff nicht rechtfertigen. Diese Art der Schmerztherapie wurde in früheren Jahren im großen Stil geübt, ist aber heute durch die systemische Gabe von Analgetika, Muskelrelaxantien und Psychopharmaka etwas eingeschränkt worden. Je nach Applikationsort sind verschiedene Techniken zu unterscheiden:

Paravertebrale Injektion: Das Prinzip dieser Methode ist die Injektion eines Lokalanästhetikums (z. B. Procain, Carbostesin) in die Umgebung des Foramen intervertebrale, um die Schmerzschwelle für den sensiblen Ramus meningicus, Teile der Nervenwurzel und die Schmerzrezeptoren im hinteren Längsband anzuheben und den Schmerzzustand zu beseitigen. Der analgetische Effekt hält mehrere Stunden an, die Behandlung wird meist in einer Serie von 6-10 Injektionen in Abständen von 1-2 Tagen durchgeführt.

Peridurale Injektion: Bei besonders heftigen Wurzelschmerzen kann durch eine peri- oder epidurale Injektion eines Lokalanästhetikums (gern kombiniert mit einem Kortisonpräparat) eine segmentale Analgesie erreicht werden, die allerdings auch immer mit einer vorübergehenden Parese verbunden ist. Die Injektion erfolgt wie bei einer Lumbalpunktion in sitzender Position oder in Seitenlage oder, bei Schmerzen in den Sakralwurzeln, durch den Hiatus sacralis. Diese Techniken eignen sich gut zur Linderung heftiger Schmerzzustände, nicht aber für die Dauertherapie bei chronischen Beschwerden.

Subdurale (intrathekale) Injektion: Bei hartnäckigen chronisch-rezidivierenden Wurzelschmerzen, vor allem postoperativen Schmerzzuständen, kann mit dieser Methode Linderung erreicht werden. Dabei wird ein Kortisonpräparat wie bei der Lumbalpunktion in den Subarachnoidalraum eingebracht, das sich gleichmäßig verteilt und die Nervenwurzeln umspült; der Effekt soll bis zu 2 Wochen anhalten. Diese Technik ist jedoch schon ausgesprochen invasiv, und Nebenwirkungen (insbesondere meningeale Reizzustände mit Nackensteifigkeit, Lichtscheu und Brechreiz) sind möglich.
Die gesamte Palette der *Krankengymnastik* hat den Sinn, motorische Fehlsteuerungen, falsche Bewegungsmuster und muskuläre Dysbalancen zu korrigieren, was durch drei Therapieprinzipien erreicht werden soll:

- Entlastung (Versuch der Relabierung einer Bandscheibenprotrusion durch Bettruhe, Stufenbettlagerung oder Schlingentischbehandlung);
- Mobilisierung (Dehn- und Streckbehandlung, eventuell auch Bewegungsbad bei Hypomobilität im Bewegungssegment);
- Stabilisierung (gezieltes Muskeltraining entweder im Anschluß an die Mobilisierung, um die geschwächten Antagonisten zu kräftigen, oder zur Behandlung hypermobiler Segmente).

Die Gesamtheit der physiotherapeutischen Maßnahmen zielt auf eine Beschleunigung des Heilungsprozesses. In den Langzeitergebnissen soll es kaum Unterschiede gegenüber den Nichtbehandelten geben. Die Zeitdauer der konservativen Therapie darf jedoch nicht überzogen werden (maximal 6–8 Wochen), da eine periradikuläre Narbenbildung mit Wurzeltaschenfibrose den Erfolg einer späteren Operation in Frage stellt.

Massagen gehören nicht zur Standardtherapie der lumbalen Bandscheibenerkrankung, da sie in der Akutphase durch unphysiologische Bewegungseffekte die Schmerzsymptomatik eher verstärken. Diese Behandlung kann aber dann sinnvoll eingesetzt werden, wenn nach Abklingen der Akuterscheinungen schmerzhafte Muskelverspannungen bestehen bleiben. Dann können konventionelle Handmassagen oder die Unterwasserdruckstrahlmassage zum Einsatz kommen. Massagen und die übrigen Formen der physikalischen Therapie haben ihren Platz in der postakuten Phase, vor allem in der postoperativen Nachbehandlung. Auf diese Weise können Restbeschwerden, Fehlhaltungen und Gelenkblockierungen rascher abgebaut werden.

Die gleichen Indikationen und Einschränkungen gelten für die *Elektrotherapie*. Mit verschiedenen Stromarten (hoch- und niederfrequente Ströme, Interferenzströme) können hartnäckige Muskelverspannungen, wohl über eine vasodilatatorisch bedingte Durchblutungsverbesserung, gelindert werden. Nicht zuletzt spielt sicher auch das psychologische Moment (eindrucksvolle Maßnahmen mit gleichzeitiger Elektro- und Massagebehandlung, wie es bei modernen Geräten möglich ist) eine nicht zu unterschätzende Rolle.

Auch die *manuelle Therapie* ist für die Akutphase des lumbalen Bandscheibenvorfalls nicht die geeignete Behandlungsmethode. Es besteht sogar die Gefahr, daß durch forcierte chiropraktische Maßnahmen ein Massenprolaps mit massiven neurologischen Ausfällen iatrogen ausgelöst wird. Sinnvoll und erfolgversprechend sind solche Maßnahmen in der chronischen Krankheitsphase zur Beseitigung von Gelenkblockierungen.

Die *Extensionsbehandlung* hat die Rückverlagerung des Bandscheibengewebes in den Zwischenwirbelraum zum Ziel. Dazu sind allerdings erheblich große und gut dosierbare Zugkräfte erforderlich, die an Becken und Thorax ansetzen, wozu eine Vielzahl von Bettvorrichtungen und Apparaten entwickelt wurde. Dauererfolge sind aber wahrscheinlich mit dieser Behandlung kaum zu erzielen, da der Krankheitsprozeß (fortschreitender Verschleiß) nicht aufzuhalten ist. Kritiker billigen der Extensionsbehandlung lediglich einen psychologischen Effekt zu.

Operative Therapie

Nur etwa 10% aller Patienten mit lumbalem Bandscheibenleiden müssen einer operativen Behandlung zugeführt werden.

Ziel der chirurgischen Behandlung ist die Entlastung einer komprimierten Nervenwurzel oder der Cauda equina, während der chronische Kreuzschmerz ohne radikuläre Ausstrahlung konservativ zu behandeln ist.

Die Ergebnisse dieser Behandlung sind u. a. entscheidend von der korrekten Indikationsstellung abhängig. Eine operative Behandlung kommt grundsätzlich in Betracht bei

- akutem Wurzelkompressionssyndrom mit erheblichen neurologischen Ausfällen (Kauda-Syndrom, Muskellähmungen);
- rezidivierenden Attacken mit mäßigen neurologischen Ausfällen;
- chronisch-rezidivierendem Krankheitsverlauf ohne gravierende neurologische Ausfälle, aber deutlicher Beeinträchtigung der Lebensqualität und Arbeitsfähigkeit.

Zu unterscheiden sind folgende *Operationsindikationen:*

- *absolut, sofort:* akuter Massenprolaps mit Kauda-Querschnitt-Symptomatik. Als Alarmsymptome sind Harnverhaltung und Reithosenanästhesie zu werten.

Ein Massenprolaps mit Kaudasymptomatik ist ein spinaler Notfall und muß sofort operiert werden.

Der Eingriff muß hier innerhalb weniger Stunden erfolgen, da die Restitutionschancen stündlich schlechter werden. Wenn die kritische Zeit von etwa 3 Tagen überschritten ist, kann eine vollständige Rückbildung der schwerwiegenden neurologischen Ausfälle kaum noch erwartet werden.

- *dringlich:* erhebliche neurologische Ausfälle, wie z. B. Fußheber- und Senkerparesen, die sich nicht innerhalb weniger Tage spontan zurückbilden. Besonders kennzeichnend ist es, daß beim akuten Eintreten einer Plegie der bisher quälende Schmerz schlagartig verschwinden kann (sog. „Wurzeltod").
- *erforderlich:* therapieresistente Schmerzen, die sich auch nach intensiven konservativen – meist stationären – Behandlungen über 2–3 Wochen nicht entscheidend bessern; längeres Zuwarten ist hier in der Regel ineffektiv. Außerdem können durch zu langes Zuwarten eine chronische Wurzelirritation und eine Wurzeltaschenfibrose eintreten, die die Operation sehr erschweren und einen möglichen Erfolg in Frage stellen.
- *relativ:* häufig rezidivierende Schmerzzustände, die zwar jedesmal mit konservativen Mitteln zu beheben sind, die persönliche Lebensführung aber erheblich beeinträchtigen, bei jeder Belastung erneut auftreten und die Wiedereingliederung in den Arbeitsprozeß erschweren.

Während bei den „absoluten Operationsindikationen" (sofort, dringlich oder erforderlich) die Entscheidung zur Operation kaum größere Schwierigkeiten bereitet, stellen die Krankheitsverläufe unter dem Sammelbegriff „relative Operationsindikation" immer Grenzfälle dar, bei denen der Ermessensspielraum größer, aber auch die Entscheidung schwieriger ist. Hierbei werden außer den objektiven Befunden subjektive Faktoren von Seiten des Patienten

120

in die Überlegungen stärker mit einbezogen, d.h. der Patient ist an
der Indikationsstellung wesentlich mitbeteiligt. Solche Faktoren
sind z.B. das Lebensalter, Dauer und Wirksamkeit der bisherigen
Behandlung, insbesondere berufliche Situationen (soziale Indikation) und nicht zuletzt die psychische Situation des Patienten, insbesondere seine Erwartungshaltung.

> Mit der Verbesserung der Operationstechnik wurden die
> Operationsindikationen ausgeweitet, doch lassen sich mit
> einer Bandscheibenoperation nicht die psychischen und
> sozialen Probleme lösen.

Aus den aufgezeigten Indikationen ergeben sich quasi schon automatisch auch die *Kontraindikationen*:

- Kreuzschmerzen ohne radikuläre Symptomatik,
- erhebliche Diskrepanzen zwischen subjektivem Beschwerdebild
  und den objektiven klinischen und neuroradiologischen Befunden bei gleichzeitigen deutlichen psychischen Auffälligkeiten
  („Wirbelsäulenhypochonder"), oder Verdacht auf Erstrebung
  eines sekundären Krankheitsgewinns (z.B. laufendes Rentenver-
  fahren oder zweifelhaftes Trauma in der Vorgeschichte mit Ent-
  schädigungsansprüchen),
- mangelnde Bereitschaft des Patienten.

Bei korrekter Indikationsstellung und optimaler Operationstechnik
ist das Operationsrisiko gering und die Erfolgsquote hoch. Trotzdem muß der Patient im Vorfeld der Operation über mögliche Miß-
erfolge und Komplikationsgefahren aufgeklärt werden. Primärziel
der Operation ist die Beseitigung der Ischialgie. Kreuzschmerzen
können dagegen postoperativ temporär oder auf Dauer bestehen
bleiben, da ja die Verschleißerscheinungen in ihrer Gesamtheit
grundsätzlich chirurgisch nicht zu beeinflussen sind; solche Fälle
können demnach nicht als Therapieversager deklariert werden.
Aufgeklärt werden sollte auch über das mögliche Auftreten von
Rezidiven und Pseudorezidiven (s.S.131). Aus juristischen Gründen besteht Aufklärungspflicht über spezifische Komplikationsmöglichkeiten: intraoperative Wurzelschädigungen, Dura- und
Arachnoideaverletzungen mit Liquorfisteln, raumfordernde intra-

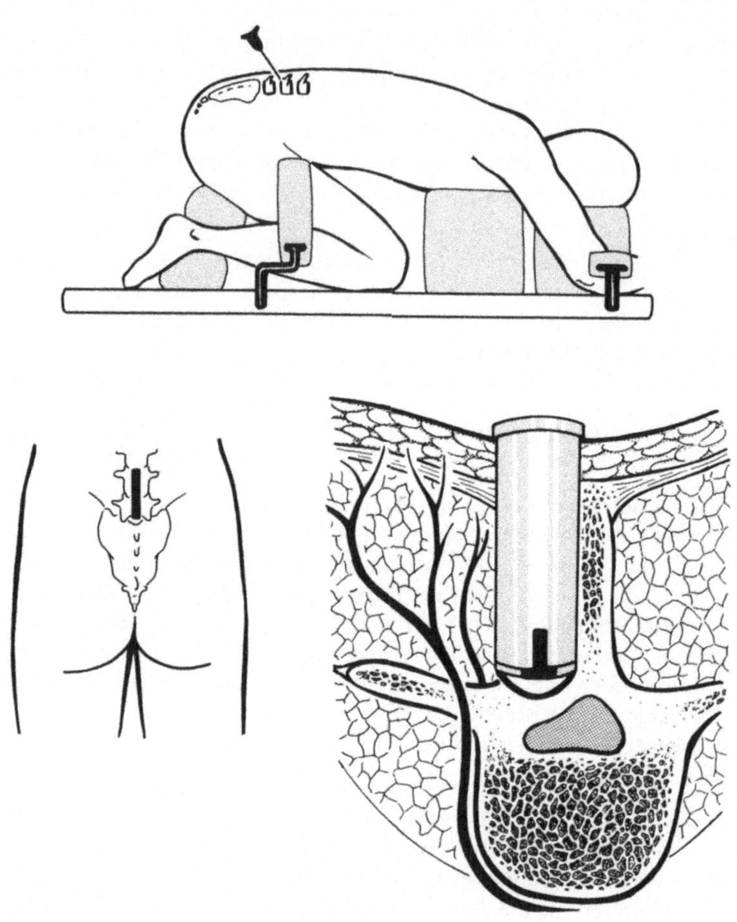

Abb. 29. Operationsschema des lumbalen Bandscheibenvorfalls

spinale Nachblutungen und Wundheilungsstörungen. Extrem selten ist es durch Perforation des ventralen Anulus fibrosus und des vorderen Längsbandes auch schon zu Verletzungen prävertebraler Strukturen gekommen (V. cava, A. und V. iliaca, Aorta, Darm, Ureter und Blase); ob über derartig extrem seltene Komplikationen aufgeklärt werden muß, ist strittig.

Die *Operationstechnik* ist seit den Anfängen der Bandscheibenchirurgie ständig verfeinert worden. Die Entwicklung ging von der Laminektomie über die Hemilaminektomie bis zur interlaminären Fensterung und zum Mikrozugang. Die Grundsatzdiskussion um Mikro- und Makrochirurgie kann heute als abgeschlossen gelten. Bei den meisten Patienten sind mit einer Semi-Mikrotechnik (Vergrößerung mit Lupenbrille, Ausleuchtung mit Stirnlampe) der Mikrotechnik (Operationsmikroskop) vergleichbare Bedingungen zu schaffen. Wirklich hilfreich ist das Mikroskop aber bei Rezidivoperationen oder Verwachsungen.

Die unbestreitbaren Vorzüge der Mikro- und Semi-Mikrotechnik liegen in

- kleineren Zugängen und verminderter Traumatisierung von Muskulatur, Bändern und Gelenken,
- optimaler Ausleuchtung des Operationsfeldes und damit schonenderer Behandlung der neuralen Strukturen sowie subtilerer Blutstillung,
- postoperativ geringeren Schmerzen und früher möglicher Mobilisierung.

Der Standardeingriff beginnt mit der Lagerung des Patienten in Knie-Ellenbogen-Lage („Häschenstellung"). Der Hautschnitt über dem Segment sollte ausreichend groß sein (bei Mikrotechnik 2–3 cm, bei Semi-Mikrotechnik 4–5 cm). Bei Anwendung der Mikrotechnik muß durch Röntgenkontrolle das gesuchte Segment identifiziert werden. Die Fascia lumbodorsalis wird gespalten, die Muskelansätze eingekerbt. Nach Einsetzen eines Spekulums oder kleinen Sperrers wird das Ligamentum flavum dargestellt und gefenstert, meist müssen mit feiner Stanze noch kaudale Anteile des oberen Wirbelhalbbogens reseziert werden. Nervenwurzel und Durasack werden vorsichtig nach medial abgeschoben, jetzt erkennbare Bandscheibensequester entfernt. Nach Inzision des Längsbandes wird in den Zwischenwirbelraum eingegangen und Restsequester und degeneriertes Bandscheibengewebe entfernt. Feste Bandscheibenanteile werden nicht gewaltsam entfernt, auch Anulus fibrosus und Deckplatten werden nicht zerstört. Auch die Wirbelgelenke werden bei der Standardoperation nicht angetastet. Bei verdickten Gelenkfacetten mit Einengung der Foramina intervertebralia ist manchmal jedoch eine Gelenkresektion erforderlich.

Eine Verdübelung des Segmentes wie an der Halswirbelsäule ist nicht erforderlich, da die Stabilität durch seitliche Abstützung auf den Wirbelgelenken ausreichend ist. Nur bei Resektion der Wirbelgelenke mit Segmentinstabilität ist gelegentlich eine Versteifungsoperation notwendig. Zu Blutverlusten kommt es bei diesem Eingriff praktisch nicht, manchmal ist es jedoch erforderlich, epidurale Venen bipolar zu koagulieren oder venöse Blutungen mit Fibrin- oder Gelatineschwämmchen zu stillen. Der Wundverschluß erfolgt durch Naht der Faszie, der Subkutis und der Haut; eine Muskelnaht ist nicht erforderlich.

Bei mehrsegmentalen Vorfällen ist ein größerer Zugang erforderlich, von dem aus dann Fensterungen in mehreren Etagen oder – selten – Hemilaminektomien erfolgen. Eine Hemilaminektomie kann auch erforderlich werden, wenn Sequester weit nach kranial oder kaudal verrutscht sind.

In der *Nachbehandlung* überwiegt heute die funktionelle Therapie. Auch zur Thromboseprophylaxe dürfen die Patienten schon am 2. Tage nach der Operation das Bett verlassen. Darüberhinaus lassen wir für 5 Tage Stützstrümpfe tragen und geben Heparin-Dihydergot. In den ersten postoperativen Tagen geben wir zur Schmerzbehandlung noch ein Analgetikum (z. B. Voltaren), gelegentlich auch kombiniert mit einem Glukokortikoid[1].

Die axiale Wirbelsäulenbelastung wird dann täglich gesteigert durch häufige kleine Spaziergänge. Krückengehen und Streckbandagen gehören nicht zum Routineprogramm. Zu vermeiden sind anfänglich jedoch Seitenverbiegungen und Kyphosierungen, weshalb die Patienten in den ersten 10 Tagen nicht sitzen sollen. Nach 7 Tagen wird mit isometrischen Muskelkräftigungsübungen und Mobilisierungsübungen im warmen Wasser begonnen. Nach etwa 12 Tagen kann die Entlassung aus stationärer Behandlung erfolgen, die Physiotherapie wird allerdings noch ambulant über einen Zeitraum von etwa 4 Wochen fortgesetzt. In Abhängigkeit vom Befinden des Patienten und den zu erwartenden beruflichen Belastungen ist von Fall zu Fall zu entscheiden, ob zusätzlich noch eine AHB-Maßnahme erforderlich ist.

Über die *Ergebnisse* nach lumbalen Bandscheibenoperationen werden unterschiedliche Angaben gemacht, abhängig von der Indika-

---

[1] z. B. Fortecortin

tionsstellung und den Bewertungsmaßstäben bei der Nachuntersuchung. In größeren Sammelstatistiken werden heute gute Resultate um knapp 90% und mäßige bis unbefriedigende Resultate bei knapp über 10% mitgeteilt. Bei kritischer Analyse der Erfolgsberichte gewinnt man den Eindruck, daß keine gravierenden Unterschiede in den Resultaten bestehen bei konsequenter Mikrochirurgie oder nur fallweise oder im Operationsablauf phasenweise eingesetzter Mikrochirurgie.

Die Deutsche Gesellschaft für Neurochirurgie hat Beurteilungskriterien empfohlen, die mit einer Punkteskala zu korellieren sind und die Ergebnisse aus verschiedenen Kliniken objektivierbar und ver-

Tabelle 3. Bewertungskriterien nach lumbalen Bandscheibenoperationen/körperliche Leistungsfähigkeit

5	volle körperliche Leistungsfähigkeit
4	körperliche Leistungsfähigkeit geringgradig eingeschränkt
3	körperliche Leistungsfähigkeit mittelgradig eingeschränkt
2	körperliche Leistungsfähigkeit hochgradig eingeschränkt
1	körperliche Leistungsfähigkeit minimal
0	Totalinsuffizienz

Tabelle 4. Bewertungskriterien nach lumbalen Bandscheibenoperationen/Schmerzen

5	schmerzfrei
4	gelegentliche Kreuz- und/oder Beinschmerzen
3	häufige Schmerzen im Kreuz und/oder Bein
2	ständige, jedoch erträgliche Schmerzen in Kreuz und/oder Bein
1	ständige unerträgliche Schmerzen in Kreuz und/oder Bein
0	Schmerzen verstärkt

Tabelle 5. Bewertungskriterien nach lumbalen Bandscheibenoperationen/Motorik

5	keine Paresen
4	leichtgradige Parese (Kräftegrad I)
3	mittelgradige Parese (Kräftegrad II)
2	hochgradige Parese (Kräftegrad III)
1	schwerste Parese (Kräftegrad IV)
0	komplette Paralyse

Tabelle 6. Bewertungskriterien nach lumbalen Bandscheibenoperationen/ Wirbelsäulenbeweglichkeit

5	uneingeschränkt beweglich
4	geringgradig eingeschränkt
2	hochgradig eingeschränkt
0	totale Bewegungsblockade

gleichbar machen (Tabellen 3-6). Vereinfachte Statistiken orientieren sich meist nur an den Kriterien der Schmerzsymptomatik und der Arbeitsfähigkeit. Das Hauptkriterium „Beseitigung der radikulären Schmerzen" wird nicht in allen Fällen erreicht, wofür verschiedene Faktoren verantwortlich sind:

- Die besten Resultate werden erzielt bei sehr ausgeprägten Bandscheibenprolapsen und Bandscheibensequestern, wenn eine gute Korrelation zwischen Schmerzanamnese sowie neurologischen und instrumentellen Befunden besteht;
- Schlechter sind die Ergebnisse bei Protrusionen, vor allem in mehreren Etagen, bei mehrdeutigen neurologischen Befunden (insbesondere bei polytoper Schmerzsymptomatik) und Diskrepanzen zwischen neurologischen und neuroradiologischen Befunden;
- Je kürzer die Krankheitsvorgeschichte ist, umso günstiger ist das zu erwartende postoperative Resultat - schlechte Ergebnisse bei chronifizierten Verläufen;
- Mit zunehmendem Lebensalter werden die Operationsergebnisse schlechter, sicherlich hauptsächlich dadurch bedingt, daß der degenerative Prozeß auch andere Anteile des Bewegungssegmentes betrifft und die Kompensation statischer Beschwerden erschwert ist. Zudem steigt mit höherem Lebensalter die Rate falsch positiver Myelogramme sprunghaft an.

Häufig bestehen auch nach erfolgreicher Bandscheibenoperation, die die Ischialgie beseitigt hat, vorübergehend, rezidivierend oder längerfristig Kreuzschmerzen, vor allem bei stärkeren körperlichen Belastungen. Katamnestische Untersuchungen ergaben, daß vor allem bei jugendlichen Patienten (unter 20 Jahren) häufig hartnäckige Schmerzen zurückbleiben. Insgesamt schlechtere Resultate als im Durchschnitt wurden auch nach Operationen in mehreren Eta-

gen und gleichzeitig vorliegenden spondylotischen Veränderungen
festgestellt. Die Restbeschwerden gehen aber nicht selten auch von
nicht operierten Nachbarsegmenten aus und werden dann durch
degenerative Veränderungen an der Wirbelsäule unterhalten.
Eine besondere Rolle spielt auch das Körpergewicht (Übergewicht
mit vermehrter axialer Belastung, Untergewicht mit schwach ent-
wickeltem muskulären Halteapparat und Hypermobilität). Auch
andere Ursachen einer gestörten Wirbelsäulenstatik (Amputations-
folgen, posttraumatische Beinverkürzung, Skoliose, Koxarthrose,
unilateraler Übergangswirbel) können das Ergebnis einer lumbalen
Bandscheibenoperation in Frage stellen. Schließlich kann auch eine
ungenügend kompensierte segmentale Instabilität nach Ausräumung des Zwischenwirbelraums das Bänderspiel und die Stellung
der Wirbelgelenke verändern.

Nach katamnestischen Untersuchungen lassen sich typische Fakto-
renkombinationen für persistierende postoperative Beschwerden
zusammenstellen:

- Untergewicht, Haltungsschwäche, psychosomatisches Syndrom,
  Mehrfachoperationen, weibliches Geschlecht;
- Übergewicht, Hyperurikämie, Segmenthöhe L 4–5, männliches
  Geschlecht.

Das Ergebnis lumbaler Bandscheibenoperationen kann durch
Komplikationen, peri- oder postoperativ, ungünstiger als erhofft
ausfallen. Wenn ein klinisch vermuteter und neuroradiologisch
bestätigter Bandscheibenvorfall intraoperativ nicht nachzuweisen
ist, kann dies verschiedene Ursachen haben:

- *unzureichende Operationstechnik:* Bei unzureichender Fensterung,
  insbesondere nach lateral, kann ein Prolaps übersehen werden.
  Das Gleiche ist möglich, wenn der Recessus lateralis und das
  Foramen intervertebrale nicht exploriert werden oder eine stärkere Blutung die Sicht behindert. Unbefriedigend muß das
  Resultat auch dann bleiben, wenn in der falschen Höhe operiert
  wurde; dies ist vor allem dann möglich, wenn numerische Abe-
  rationen der Lendenwirbel bestehen, was nicht selten der Fall ist
  (Sakralisation in 2,8–12%, Lumbalisation in 2,2–8%). In der
  Regel orientiert sich der Operateur an anatomischen Landmar-
  ken: der Schnittpunkt der Cristae iliacae mit dem Dornfortsatz

von LWK 4 projeziert sich meist auf den Zwischenwirbelraum L 4, 5, liegt aber in ⅓ der Fälle auch darüber. Weitere Hinweise sind die Scharfkantigkeit des 5. Wirbelhalbbogens und der lumbosakrale Knick, die aber ebenfalls nicht zuverlässig und u.a. von der Lagerung abhängig sind. Bei Unklarheiten der Höhenlokalisation ist deshalb eine intraoperative Röntgenkontrolle unerläßlich.

- *atypische oder schwierige anatomische Situation:* Hierzu zählen vor allem nach oben oder unten verrutschte Sequester, extraforaminale laterale und intradurale Sequester sowie die bereits genannten Übergangswirbel.

Weitere mögliche Komplikationen sind Duraverletzungen (3,7%), Verletzungen intraabdomineller Gefäße (0,06%), Serome, Nachblutungen und Infektionen (um 1%) und noch seltener Liquorfisteln und Pseudomeningozelen.

Ein besonderes Problem stellt die postoperative *Spondylodiszitis* dar. Ihre Häufigkeit (in der Literatur 0,27–3%) ist schwer abschätzbar, da sie subklinisch ablaufen und spontan ausheilen kann, häufig aber auch fehldiagnostiziert und der Patient als „psychoneurotisch" eingestuft wird. Ursache ist eine nosokomiale Infektion durch direkte Inokulation von Keimen bei der Operation, die auf einen optimalen Nährboden aus Bandscheibenresten, nekrotischen Gewebspartikeln und Hämatom treffen. Wichtig für die Pathogenese derartiger Infektionen, die nicht nur nach Bandscheibenoperationen, sondern auch nach Lumbalpunktionen, Myelographien, Diskographien und paravertebralen Injektionen auftreten können, ist die anatomische Besonderheit, daß das Bandscheibenfach im Erwachsenenalter ein avaskulärer Raum ist. Die im Jugend- und jüngeren Erwachsenenalter noch vorhandenen Blutgefäße in der Bandscheibe verschwinden, womit gleichzeitig auch der Prozeß der Bandscheibendegeneration einsetzt. Ein weiterer pathogenetischer Faktor für das Angehen der Infektion ist möglicherweise auch die forcierte Kürretage des Intervertebralraumes.

Hauptsymptom der Spondylodiszitis ist meist ein schwerer Rückenschmerz, manchmal auch ins Gesäß, Leiste, Genitalien oder die Beine ausstrahlend, gelegentlich auch unter dem Bild des akuten Abdomens. Die Schmerzen können 2 Tage bis 10 Wochen nach der Operation einsetzen, meist jedoch in der 1. bis 3. postoperativen

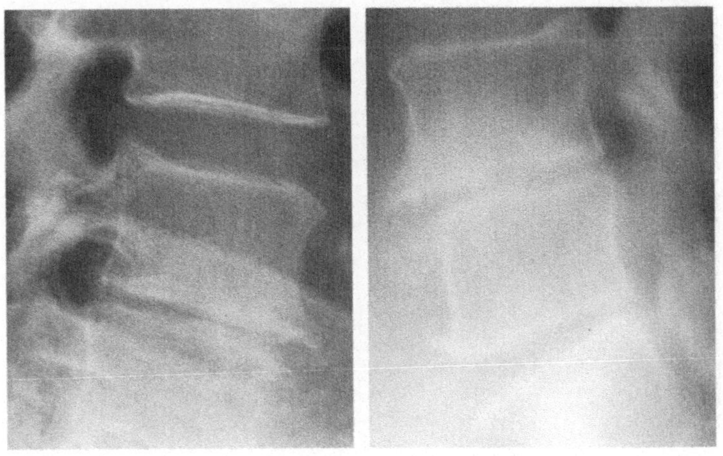

Abb. 30. Frische postoperative Diszitis (Segment L 4, 5) in der seitlichen Röntgenaufnahme (**a**) und im konventionellen Tomogramm (**b**)

Woche. Die Schmerzen sind ständig vorhanden, werden aber durch Bewegungen verstärkt und sprechen auf die üblichen Analgetika kaum an. Meist bestehen zusätzlich paravertebrale Muskelspasmen. Fieber ist nur in 30–50% der Fälle nachweisbar. Zeichen einer Wundinfektion sind selten vorhanden. Die objektivierbaren Befunde sind spärlich: häufig paravertebrale Muskelspasmen, manchmal positives Lasègue-Phänomen, selten neurologische Ausfälle. Meist liegen die Patienten regungslos im Bett und vermeiden ängstlich jede Bewegung.

Auch die Laboruntersuchungen zeigen keine groben Auffälligkeiten. In 20–30% ist eine Leukozytose nachweisbar. Im Liquor finden sich manchmal leichte Eiweißerhöhungen. Recht zuverlässig ist dagegen eine anhaltend hohe Blutsenkungsgeschwindigkeit.

Die röntgenologischen Symptome hinken den klinischen Zeichen hinterher (Abb. 30, 31). Erstes Zeichen ist eine Höhenminderung des Intervertebralraums mit verwaschenen Epiphysenplatten, die auf den konventionellen Aufnahmen aber erst 4–6 Wochen nach Einsetzen der klinischen Erscheinungen nachweisbar sind; früher (nach 1–3 Wochen) sieht man diese Veränderungen auf seitlichen

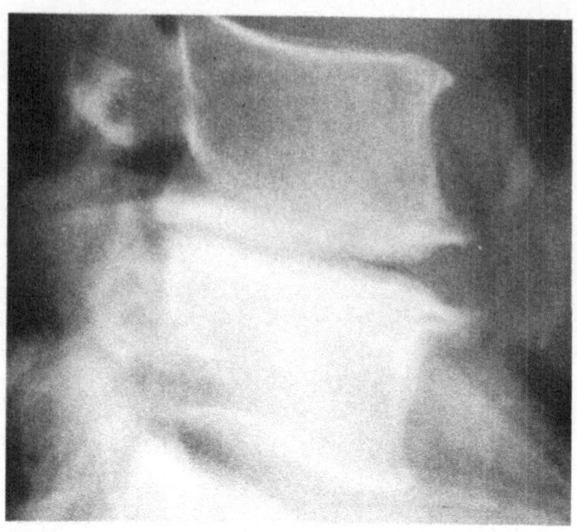

Abb. 31. In Ausheilung begriffene postoperative Diszitis (Segment L 4, 5) im seitlichen Röntgenbild

Schichtaufnahmen. Im weiteren Verlauf wird die Endplattenzeichnung immer undeutlicher, die angrenzenden Wirbelkörperanteile können Destruktionen zeigen oder die benachbarten Wirbelkörper verschmelzen sogar miteinander. Dies sind bereits Zeichen der Ausheilung durch Knochenneubildung in Form sklerotischer Randwülste und Knochenzacken, die den ehemaligen Intervertebralraum überbrücken und nach 6 Monaten bis 2 Jahren zu einer knöchernen Fusion führen. Aber auch, wenn diese ausbleibt, tritt durch fibröse Ankylosierung und Knochenbrücken im Intervertebralraum eine Stabilisierung ein.

Eine weitere instrumentelle Sicherung der Diagnose ist mittels Knochenszintigraphie möglich, wobei es rund um den Bandscheibenraum zu einer unspezifischen Aktivitätszunahme kommen kann. Im Computertomogramm erkennt man die erosiven Veränderungen an den Wirbelkörpern schon sehr früh, ebenso die entzündliche Beteiligung der Weichteilgewebe in der Nachbarschaft der infizierten Bandscheibe.

130

Für eine postoperative Spondylodiszitis sprechen

- heftige, bewegungsabhängige Kreuzschmerzen und Muskelspasmen 1–3 Wochen nach der Operation,
- anhaltend erhöhte Blutkörperchensenkungsgeschwindigkeit,
- typische Röntgenbefunde (Spätzeichen).

Die Behandlungskonzepte sind unterschiedlich. In schweren Fällen mit Zeichen der systemischen Infektion und neurologischen Ausfällen wird man (eventuell von ventral) den Bandscheibenraum eröffnen und nach außen drainieren. Bei positivem Erregernachweis (meist Staph. aureus) wird gezielt antibiotisch behandelt, in den anderen Fällen hat sich eine 6wöchige Langzeittherapie bzw. für die Zeit der erhöhten BSG mit einer Kombination aus einem halbsynthetischen Penicillin und einem Aminoglykosid am besten bewährt. Die entscheidende Therapiemaßnahme ist jedoch die konsequente Ruhigstellung, anfangs im Gipsbett, später mit einem Stützmieder.

In den meisten Fällen heilt die postoperative Spondylodiszitis nach 6 Monaten bis 2 Jahren durch knöcherne Fusion oder fibröse Ankylosierung befriedigend aus. 90% der Patienten werden schmerzfrei, in 75% kommt es zu einer knöchernen Überbrückung.

Bei anhaltenden postoperativen oder wieder auftretenden Beschwerden stellt sich auch die Frage der *Rezidive*. Zweiteingriffe sind bei 5–10% der operierten Patienten erforderlich. Dabei handelt es sich um ⅓ „echte Rezidive" (Prolaps in der gleichen Etage und auf der gleichen Seite) und um ⅔ „Pseudo-Rezidive" (Prolaps auf der Gegenseite oder einer anderen Etage) oder Verwachsungen.

Anhaltende oder wieder auftretende Beschwerden müssen genau analysiert werden. Die möglichen Ursachen sind vielfältig:

- übersehener Prolaps im operierten Segment,
- Prolaps auf der Gegenseite,
- echtes Rezidiv (Nachrutschen nicht ausgeräumten Bandscheibengewebes),

- Prolaps im anderen Segment,
- Verletzungen oder Vernarbungen an Dura, Nervenwurzel oder Kaudafasern,
- Verletzungen oder Arthrose an den Wirbelgelenken,
- postoperative Infektionen.

Schon der Schmerzcharakter erlaubt gewisse Differenzierungen: Nach beschwerdefreiem Intervall erneut auftretende Beschwerden sprechen für Rezidiv oder neuen Prolaps, anhaltende Kreuzschmerzen ohne segmentale Ausstrahlung und pseudoradikuläre Beschwerden finden sich eher bei der Spondylarthrosis deformans, dem Facetten-Syndrom oder bei einer Spondylodiszitis. Bei Verwachsungen sind die Beschwerden eher heterogen: Die Patienten werden meist schon postoperativ nicht schmerzfrei, die Beschwerden nehmen dann allmählich zu und haben oft einen brennenden Charakter. Eine psychische Fixierung derartiger Beschwerden ist nicht selten, manchmal steht auch ein Rentenbegehren im Hintergrund.

In der weiterführenden Diagnostik ist neben der klinisch-neurologischen Diagnostik eine sorgfältige Röntgenuntersuchung erforderlich, um Spondylodiszitis, Spondylolisthese oder Spondylarthrosis deformans nachzuweisen oder auszuschließen. Danach erfolgt die Computertomographie, mit der Narben und Rezidive etwas besser voneinander differenziert werden können (eine Narbenbildung erscheint nach Kontrastmittelgabe hyperdens). Fast immer ist auch eine lumbale Myelographie erforderlich, mit der wiederum Arachnopathien besser nachweisbar sind. Bei Hinweisen auf eine Spondylodiszitis ist zusätzlich eine Skelettszintigraphie sinnvoll. Das EMG kann dann weiterhelfen, wenn frische von älteren Paresen abgegrenzt werden müssen oder eine Aggravation in Erwägung gezogen wird.

Ein Zweiteingriff ist indiziert

- dringlich: bei akuter Blasen-Mastdarm-Lähmung (unabhängig davon, ob eine Nachblutung oder ein echtes Rezidiv vorliegen oder die Erstoperation in der falschen Höhe erfolgte),
- absolut: bei relevanten neurologischen und instrumentellen Befunden, die auf ein Rezidiv hindeuten,
- relativ: bei deutlichen computertomographischen oder myelographischen Raumforderungszeichen, die das Beschwerdebild hin-

reichend erklären, und bei Erfolglosigkeit einer konservativen Therapie.

Verwachsungen (Narbenbildungen), auch als Postdiskotomie-Syndrom bezeichnet, betreffen die Nervenstrukturen im Subarachnoidalraum (Arachnoiditis) und die extraduralen Abschnitte mit Dura und Nervenwurzeln. Sie werden wohl in erster Linie durch übermäßige Bindegewebsneubildung um Blutreste und Wundsekret ausgelöst und sind meist dann besonders ausgedehnt, wenn es bei der Operation zu einer Duraverletzung kam, sind also häufig auf die Operationstechnik zurückzuführen. Das Beschwerdebild besteht in einer hochgradigen Empfindlichkeit gegenüber mechanischen Reizen jeder Art: Schon geringfügige Haltungsänderungen des Rumpfes, vor allem die Kyphosierung der Lendenwirbelsäule, führen zu polyradikulären Schmerzen; häufig bestehen auch segmental schwer einzuordnende Sensibilitätsstörungen, manchmal klagen die Patienten auch über kausalgiforme Beschwerden. Nicht selten ist der Nachweis einer Arachnitis aber auch nur ein Zufallsbefund und symptomlos. Andererseits ist es auch sehr fraglich, ob an unklaren postoperativen Beschwerden die neuroradiologisch nachgewiesene Narbenbildung überhaupt kausal beteiligt ist. Zum Ausschluß eines Rezidivprolapses werden die Computertomographie und Myelographie durchgeführt. Im Myelogramm erkennt man die typischen narbigen Einschnürungen des Durasackes mit infolge der Verklebung nicht dargestellten Wurzeltaschen.
Arachnitische Verwachsungen können auch allein durch die Myelographie ausgelöst werden. Seit der Verwendung moderner Kontrastmittel ist diese Komplikation seltener geworden; gänzlich vermieden wird sie selbstredend durch den Ersatz der Myelographie durch die Computertomographie.
Zur Prophylaxe derartiger Vernarbungsbeschwerden gehört zunächst eine subtile, atraumatische Technik bei der Erstoperation. Auch die lokale Applikation einer Kortison-Kristallsuspension soll die Bindegewebsneubildung vermindern. Die Behandlung selbst ist äußerst problematisch und oft erfolglos. In den meisten Fällen bleibt die Therapie konservativ (Analgetika, Psychopharmaka), gelegentlich, wenn das Beschwerdebild medikamentös nicht zu beeinflussen ist, entschließt man sich zur Operation. Durch ausgedehntere Eingriffe (Hemilaminektomie oder Laminektomie) wer-

den die Nervenwurzeln aus dem Narbengewebe herauspräpariert (Radikolyse) und durch Resektion des Knochendachs zusätzlich knöchern entlastet (laterale Foraminotomie). In völlig therapieresistenten Fällen mit quälenden Schmerzzuständen entschließt man sich selten auch einmal zu einer Durchtrennung der Hinterwurzeln.

> Die bisweilen unbefriedigenden postoperativen Ergebnisse zwingen zu einer strengen Indikationsstellung, damit unnötige Bandscheibenoperationen vermieden werden.

Chemonukleolyse

Eine Alternative zur operativen Behandlung des lumbalen Bandscheibenvorfalls stellt die Chemonukleolyse dar. Dieses Verfahren wird in den USA schon seit über 20 Jahren geübt, in Europa hat es erst in den letzten Jahren Verbreitung gefunden. Insbesondere in der Laienpresse ist diese Behandlungsmethode durch z. T. unkritische und sensationell aufgemachte Berichte stark propagiert worden und hat den Erwartungshorizont vieler Bandscheibenkranker unangemessen gesteigert.

Es handelt sich dabei um eine nicht operative, aber invasive medikamentöse Therapie des Bandscheibenvorfalls. Ziel der Behandlung ist die Entlastung der Nervenwurzeln von vorgefallenem Bandscheibengewebe durch enzymatische Volumenverminderung des Nucleus pulposus infolge Reduzierung des Polysaccharidgehaltes. Dazu stehen prinzipiell zwei Substanzen zur Verfügung:

Chymopapain (Chymodiactin, Discase) ist ein proteolytisches Enzym aus dem Extrakt der Papaya-Frucht. Es löst spezifisch das Mukopolysaccharidgerüst der Grundsubstanz des Nucleus pulposus. Die Wasserbindungsfähigkeit wird stark vermindert, so daß der intradiskale Gewebsdruck rasch abnimmt. Als Sekundäreffekt kommt es nach Tagen bis Wochen zu einer teilweisen Resorption der Mukopolysaccharidkomponente des Bandscheibengewebes, wodurch ein Rückgang des Bandscheibenvorfalls eintreten kann. Auf Kollagen, den Anulus fibrosus, Bänder, Muskeln, Nerven und Epiduralgewebe soll das Ferment in therapeutischen Dosen keine Wirkung haben. Intrathekal appliziertes Chymopapain wirkt jedoch toxisch, vor allem an den Arachnoidalgefäßen, und kann zu subarachnoidalen Blutungen führen. Die Methode ist bisher weltweit an über 50000 Patienten angewandt worden.

Kollagenase ist ein aus Clostridium histolyticum gewonnenes proteolytisches Enzym. Es wirkt auf den zweiten Grundbestandteil des Bandscheibengewebes, die kollagenen Fasern vom Typ I und II und greift somit die kollagenhaltigen Strukturen des Nucleus pulposus, aber auch des Anulus fibrosus, des Längsbandes und der Dura an. Das Präparat soll nicht toxisch wirken, ist aber noch nicht an einem ausreichend großen Krankengut untersucht worden.

Die Chemonukleolyse kann - mit Einschränkungen - bei allen Patienten als therapeutische Alternative erwogen werden, die zur Operation vorgesehen sind. Trotzdem sollte auch hier eine strenge Indikationsstellung erfolgen, damit möglichst optimale Resultate erzielt werden.

Indikationen zur Chemonukleolyse:

- eindeutige klinisch-neurologische Zeichen einer Wurzelkompression (Sensibilitätsstörungen, Kribbelparästhesien, leichte Paresen, abgeschwächte oder fehlende Reflexe, positives Lasegue-Phänomen unter 60°, Druckschmerz über dem entsprechenden Segment, Lumbalspasmus);
- ununterbrochene Symptomatik über mindestens 6 Wochen, die durch eine adäquate konservative Therapie nicht zu bessern war;
- Überwiegen der radikulären Symptomatik gegenüber der vertebragenen („Schmerzen im Bein stärker als im Rücken");
- Alter zwischen 16 und 65 Jahren;
- Segmenthöhe L 3 bis S 1;
- zur Klinik „passender" Befund in Myelogramm und/oder Computertomogramm.

Kontraindikationen zur Chemonukleolyse:

- allergische Diathese (insbesondere Allergie gegen Papaya);
- schwere oder rasch progrediente neurologische Symptomatik (Fußlähmung, Paraparese, Blasen-Mastdarmlähmung);
- ossäre Wurzelkompression (Osteochondrose, enger Recessus lateralis, Wirbelkanalstenose) und andere knöcherne Krankheitsursachen (Spondylolyse, Spondylolisthesis);
- Verdacht auf freien Bandscheibensequester;

- Verdacht auf andere spinale Raumforderungen (Tumor, Abszeß, Blutung);
- verkalkter Bandscheibenvorfall;
- Rezidivbandscheibenvorfall nach vorausgegangener Fensterungsoperation;
- Spondylodiszitis;
- fehlender Prolapsnachweis durch die instrumentelle Diagnostik;
- Segmenthöhe oberhalb L 3;
- ausschließlich lumbalgiformes Schmerzbild;
- Überwiegen der subjektiven Symptomatik;
- Schwangerschaft;
- schlechter Allgemeinzustand, Drogenabhängigkeit, schwerer Diabetes mellitus.

Die Vorzüge der Chemonukleolyse liegen prinzipiell darin, daß eine Operation im eigentlichen Sinne mit Beeinträchtigung des Knochen-Band-Muskel-Apparates entfällt. Auch der Krankenhausaufenthalt ist in der Regel kürzer als bei der operativen Behandlung. Bei den Nachteilen dieser Methode sind zunächst die möglichen spezifischen Nebenwirkungen zu nennen: Nach Literaturübersichten ist in 1–3% mit einer allergischen Reaktion zu rechnen, in 0,03–0,17% trat ein anaphylaktischer Schock auf (letztere Reaktion setzt schon in den ersten 15 Minuten nach der Injektion ein, kann also vom Arzt noch erkannt und behandelt werden). Allergische Spätreaktionen können 3–7 Tage später auftreten; sie äußern sich in Schwindel, Kopfschmerz, Übelkeit, Brechreiz und Juckreiz.
Der Eingriff wird in Allgemeinanästhesie oder Lokalanästhesie durchgeführt (wir bevorzugen die Allgemeinanästhesie, weil dabei die anaphylaktische Reaktion leichter erkannt und beherrscht werden kann). Der Kranke wird in Linksseitenlage auf dem Operationstisch gelagert, Hüft- und Kniegelenke rechtwinkelig gebeugt, das Becken durch ein kleines Kissen unterpolstert. Zur Prämedikation sollte man Antihistaminika und Kortikoide geben, um anaphylaktischen Reaktionen vorzubeugen. Unter Röntgenkontrolle wird von dorsolateral (10–12 cm paravertebral der Mittellinie in einem Winkel von 45–60° gegenüber der Medianebene) punktiert und die Kanüle in den Zwischenwirbelraum vorgeschoben. In

dieser Position erfolgt die Diskographie (Abb. 28). Nach Injektion des Kontrastmittels erkennt man die gesunde Bandscheibe an einem etwa kreisrunden Kontrastmittelfleck, während sich degeneriertes Bandscheibengewebe als breites Kontrastmittelband darstellt. Diese Untersuchung dient außerdem der Dokumentation der korrekten Kanülenposition. Um eine kompetitive Hemmung zwischen dem jodhaltigen Kontrastmittel und dem Chymopapain auszuschließen, werden erst nach 15minütiger Wartezeit 2,0 ml (= 4000 I. E.) des Präparates in den Bandscheibenraum injiziert.

Wenn bei der Diskographie Kontrastmittel in den Spinalraum abfließt, besteht der dringende Verdacht auf einen sequestrierten Bandscheibenvorfall mit Perforation des hinteren Längsbandes. In diesen Fällen erfolgt keine Chemonukleolyse (wegen der Gefahr einer Nervenwurzelschädigung durch ausfließendes Chymopapain), sondern der Patient wird umgelagert und in gleicher Narkose operiert.

Die meisten der Patienten geben schon nach Ausleitung aus der Narkose eine Besserung oder gar völliges Verschwinden der Ischialgie an. Vielfach wird jedoch in den ersten Tagen über eine stärkere Lumbalgie geklagt, die mehrere Wochen anhalten kann, aber gut auf steroidale Antiphlogistika anspricht. Der stationäre Aufenthalt dauert 5–10 Tage, die Mobilisierung beginnt mit dem 3. bis 5. Tag. Auch nach Entlassung aus stationärer Behandlung ist noch körperliche Schonung erforderlich, insbesondere ist längeres Sitzen zu vermeiden. Bei einer ambulanten Nachuntersuchung nach etwa 6 Wochen wird neben der klinischen auch eine Röntgenuntersuchung durchgeführt, wobei meist eine Verschmälerung des behandelten Zwischenwirbelraums nachweisbar ist.

Die Ergebnisse der Chemonukleolyse sind – eine saubere Indikationsstellung vorausgesetzt – günstig (60–80% gut bis sehr gut). Nach einer größeren Doppelblindstudie, die 60–70% gute Ergebnisse ergeben hatte, wurden kritische Stimmen laut, die die Wirkung für einen Placeboeffekt halten; ähnliche Ergebnisse werden auch durch eine gute konservative Behandlung erreicht, so daß der gesamte Therapieeffekt ebenso auf die gute Nachbehandlung zurückgeführt werden könnte.

Etwa 20–30% der Patienten müssen jedoch sekundär offen operiert werden, wobei dann meist freie Bandscheibensequester gefunden werden. Über die Indikation zur operativen Therapie sollte entschieden werden, wenn die Symptomatik des Bandscheibenvorfalls nicht innerhalb von 2-4 Wochen abgeklungen ist. Nachoperationen sind auch nötig, wenn durch Verschmälerung des Zwischenwirbelraums eine knöcherne Wurzelkompression oder ein Facetten-Syndrom auftritt. Insgesamt kann die Methode jedoch empfohlen werden, vor allem für Patienten, die (noch nicht) die strengen Kriterien für ein operatives Vorgehen erfüllen. Auf diese Weise könnte auch die Rate der weniger befriedigenden Ergebnisse nach Bandscheibenoperationen gesenkt werden.

> Bei strenger Indikationsstellung ist die Chemonukleolyse eine Bereicherung der Behandlungsmöglichkeiten beim lumbalen Bandscheibenleiden.

4.6.2 Sonderfälle des lumbalen Bandscheibenvorfalls

Einige Erscheinungsformen des lumbalen Bandscheibenvorfalls weisen besondere Merkmale hinsichtlich ihrer Symptomatik, der neuroradiologischen Befunde und der Behandlung auf. Diese Besonderheiten müssen *gekannt,* um *erkannt* zu werden, damit die Betroffenen rechtzeitig einer adäquaten Behandlung zugeführt werden können.

4.6.2.1 Der laterale Bandscheibenvorfall (Abb. 32)

Nicht allzu selten (nach Literaturangaben in 2-12% der Fälle) liegt der lumbale Bandscheibenvorfall nicht am typischen Ort - medial oder mediolateral -, sondern lateral im Recessus lateralis oder gar weit lateral im Foramen intervertebrale. Daraus ergeben sich mehrere Probleme:

- an die Möglichkeit einer solch weit lateralen Lokalisation muß prinzipiell gedacht werden (z. B. bei persistierenden postoperativen Beschwerden wegen eines übersehenen lateralen Prolapses),
- die von der typischen Klinik abweichende Symptomatik,
- die Schwierigkeiten des diagnostischen Nachweises.

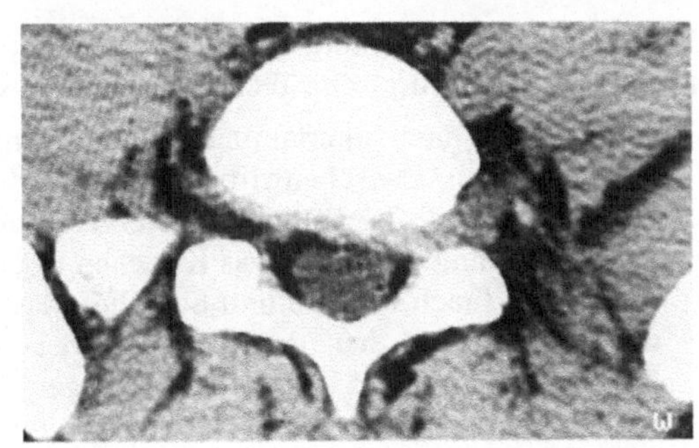

Abb. 32. Lateraler Bandscheibenvorfall in Höhe L 5/S 1 links im Computer-tomogramm

Lateral im Recessus lateralis oder Foramen intervertebrale gelegene Bandscheibenvorfälle pressen die Nervenwurzel gegen die dorsale Begrenzung, d. h. gegen die Gelenkfortsätze des entsprechenden Wirbelgelenks. Die Nervenwurzel hat hier kaum Ausweichmöglich-keiten, die neurologischen Ausfallerscheinungen sind dementspre-chend auch bei nicht sehr großen Prolapsen deutlich ausgeprägt. In der klinischen Diagnostik kommt erschwerend und für die Höhen-diagnostik verwirrend hinzu, daß extrem lateral gelegene Prolapse auch die nächst höhere Nervenwurzel – oder manchmal auch nur diese – tangieren können und eine entsprechende Ausfallsympto-matik verursachen können (z. B. bei einem lateralen Bandscheiben-vorfall in Höhe L 4–L 5: motorischer Ausfall L 5, Sensibilitätsstö-rungen L 4 + L 5 sowie Abschwächung des Patellarsehnenrefle-xes).
Ein lateraler Bandscheibenvorfall im Recessus lateralis zeigt sich im Myelogramm unter dem Bild der Wurzelamputation; hier liegt die Problematik darin, daß er intraoperativ übersehen wird. Extrem lateral gelegene Sequester im Foramen intervertebrale entziehen sich dagegen dem myelographischen Nachweis, da sie jenseits des mit Kontrastmittel darstellbaren Cavum subarachnoidale liegen. Erst die routinemäßige Anwendung der spinalen Computertomo-graphie, mit der die lateralen Prolapse als Folge der Verdrängung des epiduralen Fettes im Foramen gut darstellbar sind (Abb. 32), hat die Besonderheiten dieser Lokalisation bekannt gemacht.

Die operative Entfernung ist über zwei Zugänge möglich, wobei
hier die mikrochirurgische Technik besonders vorteilhaft ist:

- von medial: nach interlaminärer Fensterung und Ausräumung
  des anteiligen Zwischenwirbelraums werden von medial her
  Recessus lateralis und Foramen intervertebrale dargestellt, wobei
  nach kranial meist noch etwas Knochen reseziert werden muß;
- von lateral (nach Osgood und Scoville): das Intervertebralgelenk
  wird von lateral her dargestellt, wobei laterale Anteile des
  Daches des Foramen intervertebrale abgetragen werden. Bei diesem Zugang kann allerdings der Zwischenwirbelraum nicht ausgeräumt werden.

4.6.2.2 Der sogenannte Massenprolaps

Von einem Massenprolaps spricht man dann, wenn große Teile der
dorsalen Bandscheibe und Anteile des Anulus fibrosus und der
Knorpelplatten in den Wirbelkanal verlagert werden und dort eine
raumfordernde Wirkung ausüben. Für das Auftreten eines Massenprolapses sind vor allem Patienten mit einem angeboren engen
knöchernen Spinalkanal prädestiniert (s. S. 144 ff.). Wenn der Prolaps nach mediolateral austritt, unterscheidet sich die neurologische
Symptomatologie wenig von der üblichen. Ein anderes Bild entsteht beim medialen Massenprolaps: Der Duraschlauch und die
nach kaudal ziehenden Nervenfasern werden akut unter hohen
Druck gesetzt und schwer geschädigt. Die Folge ist ein Kauda-Syndrom mit den kennzeichnenden Symptomen der Reithosenanästhesie, beidseitigem Fehlen des Achillessehnenreflexes, beidseitigen
motorischen Ausfällen (von distal betonten Paraparesen bis zu
schlaffen Paraplegien) und schweren vegetativen Störungen in
Form von Blasen-Mastdarm- und Potenzstörungen. Die instrumentellen Untersuchungen ergeben die typischen Befunde im Computertomogramm und im Myelogramm, meist unter dem Bild des
totalen Kontrastmittelstopps (Abb. 33 a, b).

> Beim Massenprolaps mit Kauda-Syndrom handelt es sich
> um ein hoch akutes Krankheitsbild, einen echten spinalen
> Notfall.

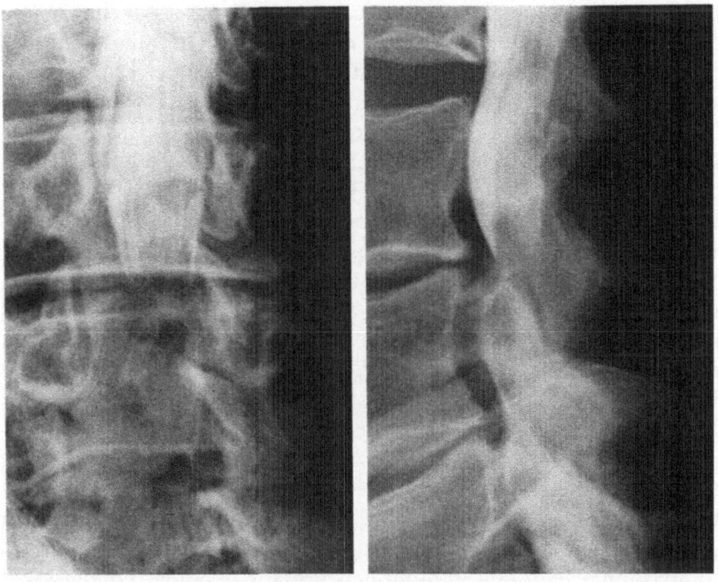

Abb. 33 a, b. Lumbaler Massenprolaps in Höhe L 3, 4 mit subtotalem Stopp im Myelogramm

Die Behandlung kann nur eine operative sein. Der Eingriff zur Entlastung der Cauda equina muß innerhalb weniger Stunden erfolgen, da sonst irreversible neurologische Ausfälle zurückbleiben.

4.6.2.3 Intradurale Bandscheibenvorfälle

Intradural lokalisierte Bandscheibenvorfälle sind seltene Ereignisse, müssen aber in der Differentialdiagnostik raumfordernder Spinalprozesse, die die Nervenwurzeln oder die Cauda equina komprimieren, berücksichtigt werden. Alle Altersgruppen sind etwa gleich häufig betroffen, lediglich das Kindesalter scheint ausgespart zu sein.

Die Pathogenese der intraduralen Bandscheibenperforation ist noch nicht restlos geklärt. Möglich wäre folgender Mechanismus: durch feste Adhäsionen zwischen der ventralen Dura und dem hinteren Längsband wird der Austritt des Bandscheibengewebes nach seitlich verhindert, aber eine ventrale Penetration der Dura ermöglicht, wo diese am Längsband angeheftet ist. Solche Adhäsionen können die Folge wiederholter lokaler Traumen oder vorangegangener Operationen sein. Auffällig ist zumindest, daß bei etwa ⅓ der berichteten Fälle eine Voroperation in gleicher Höhe erfolgt war.

In der Vorgeschichte werden des öfteren Traumen, häufig auch Voroperationen angegeben. Typisch ist der heftige Rückenschmerz mit Ausstrahlung in beide Beine. Die neurologischen Ausfälle sind meist schwerwiegender als bei den typischen Lokalisationen. In etwa 50% besteht eine bilaterale Symptomatik, aber nur selten eine vollständige Kaudaläsion.

Myelographisch dokumentiert sich der intradurale Bandscheibenvorfall meist als totaler Kontrastmittelstopp mit einem scharfen, aber unregelmäßigen Rand. Differentialdiagnostisch muß an Neurofibrome, Lipome, Meningeome, Epidermoide, Arachnoidalzysten und intraspinale Metastasen gedacht werden. Auch die Computertomographie zeigt den intraduralen Prolaps deutlich. Vorzugslokalisation ist die Segmenthöhe L 4, 5, selten darüber, nie jedoch in Höhe L 5–S 1.

Bei der Operation finden sich immer Verwachsungen zwischen der Dura und den ventralen Bandstrukturen. Den Prolaps kann man schon palpatorisch als harte Masse durch die dorsale Dura tasten. Zur Ausräumung des Prolapses müssen Nervenwurzeln und Kaudafasern sorgfältig separiert werden. Ein plastischer Verschluß der Duraperforation ist nicht erforderlich. Postoperativ ist in etwa ⅔ der Fälle eine Rückbildung der neurologischen Symptomatik zu erwarten, manchmal entwickelt sich jedoch eine Arachnitis.

4.6.2.4 Lumbale Bandscheibenvorfälle im Kindes- und Jugendalter

Lumbale Bandscheibenvorfälle bei Kindern und Jugendlichen bis zum 18. Lebensjahr sind selten. Ihre Häufigkeit wird in der Literatur zwischen 1% und 4% angegeben. Entscheidend wichtig ist aber auch hier, an solch eine Möglichkeit überhaupt zu denken.

> Bandscheibenvorfälle sind im Kindesalter selten und werden deshalb oft verkannt.

In der älteren Fachliteratur wurden oft Unfälle als auslösende Ursachen in den Vordergrund gestellt, nach neueren Untersuchungen läßt sich diese Annahme nicht mehr stützen. Es muß wohl davon ausgegangen werden, daß es sich um eine anlagebedingte vorzeitige Bandscheibendegeneration mit einem dem Erwachsenenalter gleichen Pathomechanismus handelt.

Charakteristisch ist das lange Intervall zwischen dem Auftreten der Erstsymptome und dem Beginn der adäquaten Behandlung, da das Krankheitsbild meist lange Zeit verkannt wird. Im Unterschied zum Erwachsenenalter steht in der klinischen Symptomatologie das vertebrale Syndrom im Vordergrund, relevante neurologische Ausfälle sind seltener. Bei der klinischen Untersuchung findet man meist eine deutliche Abflachung der physiologischen Lendenlordose, eine Ischialskoliose, eine Einschränkung der LWS-Beweglichkeit, Lumbalspasmus, paravertebralen Druckschmerz und ein positives Lasegue-Phänomen. Nicht selten besteht auch eine für das Kindesalter typische Hüftlendenstrecksteife (= fixierte Lendenwirbelsäule, „Brett-Syndrom", Schiebegang). Viele dieser jugendlichen Patienten sind deutlich adipös, oft auch sehr groß gewachsen und weisen lumbosakrale Anomalien auf.

Differentialdiagnostisch muß an Haltungsstörungen, lumbale Manifestationen des M. Scheuermann, Spondylolisthesen, Lumbalskoliosen durch lumbosakrale Übergangsstörungen, Neoplasmen, Epiphysitis oder eine spezifische Entzündung (z. B. Tuberkulose) gedacht werden, wenn im Kindesalter Kreuzschmerzen geklagt werden.

Die Behandlung unterscheidet sich nicht prinzipiell von der im Erwachsenenalter, das Gleiche gilt für die Operationsindikationen. Nach Meinung mehrerer Autoren sind jedoch die postoperativen Ergebnisse etwas schlechter als im Erwachsenenalter, andere Statistiken belegen eher das Gegenteil.

4.6.3 Die lumbale Wirbelkanalstenose

Seit Mitte der 30er Jahre ist bekannt, daß die überwiegende Mehrzahl der Ischialgien durch Bandscheibenvorfälle ausgelöst wird. Trotzdem wurden und werden immer wieder lumbale Wurzelkompressions-Syndrome beschrieben, bei denen offensichtlich kein Bandscheibenvorfall vorliegt oder nur eine geringe Größe hat, sondern die Raumforderung überwiegend durch ossäre Strukturen erfolgt. Der klassische, wenn auch seltene Fall, ist die *Achondroplasie.* Dabei kommt es infolge einer Störung der normalen enchondralen Knochenbildung und vorzeitigen Verschlusses der knorpeligen Synchondrosen zu einer Höhenminderung der Wirbelkörper, weil das Längenwachstum an den epiphysealen Endplatten gestört ist. Da auch die Wirbelbögen nicht ihre normale Größe erreichen, die Bögen durch die Wachstumsstörung an den Synchondrosen verdickt sind und somit kurze, platte Bogenwurzeln resultieren, kommt es zu einer Verminderung des a.-p.-Durchmessers des Spinalkanals. Durch eine Bandscheibendegeneration kann dann schon sehr frühzeitig eine Wurzelkompression eintreten. Zahlreiche Varianten dieser Art existieren unerkannt und symptomlos bis ins spätere Leben.

H. Verbiest hat seit 1949 das „Syndrom des engen lumbalen Spinalkanals" im einzelnen analysiert und systematisch dargestellt. Je nach Entstehungsmechanismus und klinischer Manifestation ist folgende Klassifikation möglich:

- *primär* (angeboren): In seltenen Fällen kann es im Rahmen knöcherner Fehlbildungen (z. B. bei Chondrodystrophie oder Wirbelmißbildungen) zu einer lumbosakralen Abknickung kommen, die zu einem konstanten Zug an den Nervenwurzeln L 5 und S 1 und damit zu belastungsabhängigen Beschwerden und Denervationszeichen im EMG führt. Im weiteren Verlauf kann sich eine Kaudasymptomatik und weiter aufsteigend eine Querschnittlähmung in Höhe der thorakolumbalen Kyphose entwickeln. Ebenfalls selten ist der anlagebedingt (idiopathisch) enge Spinalkanal (developmental narrowness nach Verbiest) ohne Zeichen einer sonstigen Skeletterkrankung. Diese Stenoseform ist Folge einer Abflachung des seitlichen Recessus oder verkürzter Abstände im a.-p.-Durchmesser bzw. der Interpedunkulardistanz. In der Regel bleibt diese Form asymptomatisch, erst beim Hinzutreten weiterer raumbeengender

Faktoren (Bandscheibenprotrusionen, spondylotische Randzacken) treten neurologische Symptome auf. Im weiteren Rahmen können auch Hyperlordose, Spondylolyse und Spondylolisthesis den Formen des primär engen Spinalkanals zugerechnet werden.

– *sekundär* (erworben): Sehr viel häufiger (im Verhältnis 10 : 1) sind die erworbenen Stenosen, die eine Fülle verschiedener Ursachen haben können, die sich wiederum miteinander kombinieren können. In der Häufigkeit an erster Stelle stehen die degenerativen Stenosen, meist zusammen mit einem anlagebedingt (relativ) engen Spinalkanal. Dazu zählen spondylotische Randzacken (Osteophyten), vor allem, wenn sie posterolateral nahe an das Foramen intervertebrale heranreichen, aber auch arthrotisch verdickte Wirbelgelenke, Bandscheibenprotrusionen und die degenerative Spondylolisthesis (Vorwärtsgleiten meist des 4. Lendenwirbelkörpers). Weitere erworbene Formen sind die posttraumatische Stenose (extrem selten), die postoperative Stenose (nach Fusionsoperationen infolge Narbenbildung), beim Morbus Paget, bei der Akromegalie (durch Vergröberung der Wirbelsäule einschließlich der Gelenkfacetten, Verbreiterung der Bandscheibe und Hypertrophie der Ligamenta flava) sowie bei der Fluorose.

Die klinisch bedeutsamste Gruppe ist die der „relativen" idiopathischen Stenosen mit zusätzlichen degenerativen Veränderungen. Unter diesen wiederum führen mit Abstand die Bandscheibenprotrusionen, gefolgt von den spondylotischen Reaktionen an Wirbelkanten und Wirbelgelenken; die Hypertrophie der Ligamenta flava spielt in diesem Rahmen sicher nur eine geringe Rolle. Die klinischen Symptome treten nur selten vor dem 30. Lebensjahr auf, da die wichtigsten Begleitkonditionen (degenerative Bandscheibenveränderung, Spondylarthrose) ihr Maximum erst in der 5. und 6. Dekade erreichen.

Die Form des Spinalkanals variiert beträchtlich. Manchmal liegt der mittlere Durchmesser noch im Normbereich, aber der Recessus lateralis wird durch die oberen Gelenkfacetten eingeengt (vergl. S. 151). Noch häufiger aber kommt es in einer Region relativer Enge durch eine zusätzliche Bandscheibenprotrusion akut zu einer dramatischen Wurzelkompression.

Ein meßbar enger Spinalkanal kommt bei etwa 5% der Bevölkerung vor (im Mittelmeerraum häufiger), ist aber in der Mehrzahl der Fälle klinisch bedeutungslos. Männer sind insgesamt häufiger betroffen als Frauen, vorzugsweise im mittleren und höheren Lebensalter. In zwei Drittel der Fälle liegt die Stenose in den drei kaudalen Segmenten (meist in Höhe L 4, 5 und L 3, 4, ganz selten isoliert bei L 5/S 1). Es ist selten, daß zervikale und lumbale Stenosen zusammen auftreten, im höheren Lebensalter aber nicht ungewöhnlich, wobei dann klinisch die Myelopathie im Vordergrund steht.

Das klinische Bild ist vielgestaltig. Meist werden langjährige therapieresistente Kreuzschmerzen angegeben, deren Intensität Beziehungen zur Körperhaltung hat. Manchmal stellt ein Hyperextensionstrauma mit akuter Einengung des Spinalkanals den Auslösemechanismus dar. Wenn zur Stenose dann noch ein akuter Bandscheibenvorfall kommt, treten äußerst heftige radikuläre Schmerzen auf, die den Patienten geradezu hysterisch erscheinen lassen, und schwere neurologische Ausfälle, die die sofortige chirurgische Dekompression erfordern. Solche Verläufe sind typisch für die Achondroplasie, bei der degenerativen Form ist der Verlauf dagegen fast immer chronisch.

Das Krankheitsbild tritt meist doppelseitig auf (sogenannter zentraler Typ, ⅔ der Fälle), nicht selten aber auch nur einseitig (sogenannter lateraler oder Ischias-Typ, ⅓ der Fälle). Nach ihrem Erscheinungsbild sind drei typische Symptomengruppen voneinander abzugrenzen:

- *radikuläre Symptomatik:* In vielen Fällen sind radikuläre Symptome vorhanden, vielfach doppelseitig. Am häufigsten sind die Wurzeln L 5 und S 1 betroffen. Ein Husten-Nies-Press-Schmerz ist häufig vorhanden, das Lasègue-Phänomen fehlt häufig;
- *vertebragene Symptomatik:* Eine typische Lumbalgie ist ebenfalls häufig vorhanden, wobei die Beweglichkeit der Lendenwirbelsäule regelmäßig eingeschränkt ist;
- *neurogene Claudicatio intermittens (spinalis):* Dieses charakteristische Leitsymptom der lumbalen Wirbelkanalstenose ist ebenfalls in den meisten Fällen nachweisbar. Dabei kommt es unter körperlicher Belastung (Stehen in lordotischer Körperhaltung, Bergabgehen) zu schmerzhaften Verkrampfungen in beiden Beinen mit diffusen Sensibilitätsstörungen (Hypästhesie, Parästhesie), die den Patienten zum Stehenbleiben zwingen. Nach kurzer Ruhepause und in

Kyphosehaltung (Sitzen, Bücken, Radfahren) bilden sich die Beschwerden rasch zurück. Eine typische Entlastungshaltung ist auch eine nach vorn geneigte Position mit leicht gebeugten Hüft- und Kniegelenken und Anlehnen an eine Wand. Bei anhaltender Belastung kann es zu Paresen der Beinmuskulatur kommen, seltener auch zu Sphinkterstörungen. Der für den Bandscheibenvorfall typische Husten-Press-Nies-Schmerz fehlt, auch das Lasègue-Phänomen ist meist negativ. Im beschwerdefreien Intervall sind neurologische Ausfälle meist nicht nachweisbar. Das häufige Fehlen objektiver neurologischer Symptome kann damit erklärt werden, daß sich die Nervenwurzelkompression quasi selbst begrenzt: der Patient nimmt eine Entlastungshaltung ein und unterbricht damit den Vorgang, der die Symptome verstärkt. So können die subjektiven Symptome lange Zeit bestehen, ohne daß neurologische Ausfälle auftreten. Diese Form der lumbalen Wirbelkanalstenose läßt sich eher aus der Anamnese als aus den neurologischen Befunden diagnostizieren. Naheliegende Fehldiagnosen sind die Claudicatio bei peripheren Gefäßerkrankungen, Kaudatumoren und spinale Metastasen. Wenn bei Verdacht auf eine periphere Gefäßerkrankung diese durch eine Angiographie ausgeschlossen werden kann, muß demnach die spinale Diagnostik angeschlossen werden. Beim Nachweis normaler Pulse an den Beinen wird man dagegen schon primär an eine spinale Ursache der Beschwerden denken und die entsprechende Diagnostik einleiten.

Die einzelnen Symptomgruppen können sich überschneiden und kombinieren. So können schon im Ruhezustand radikuläre Symptome bestehen, die unter Belastung zunehmen. Die Symptome der Claudicatio spinalis sind pathognomonisch signifikant, aber nicht in allen Fällen von lumbaler Wirbelkanalstenose vorhanden. Die radikulären Symptome können das klinische Bild vollständig beherrschen. Auch kleinere Bandscheibenprotrusionen können das eigentliche klinische Bild verschleiern, so daß die richtige Diagnose nicht selten verfehlt wird.

Die Claudicatio spinalis betrifft immer beide Beine, äußert sich in Schmerzen sowie Kraft- und/oder Gefühllosigkeit.

Für die klinische Diagnose wegweisend sind der ausgesprochen funktionelle Charakter der Beschwerden und die starke Abhängigkeit der Symptomatik von der Körperhaltung: Auftreten der Symptome in starker Streck- und Lordosehaltung der Lendenwirbelsäule, rasche Rückbildung bei Ventralflexion. Dies wird damit erklärt, daß sich in lordotischer Körperhaltung Bandscheibenprotrusionen und die Ligamenta flava stärker in den Spinalkanal vorwölben; aus den gleichen Gründen ist auch das Lasègue-Phänomen meist negativ. Man nimmt an, daß die Symptomatik Folge einer passageren Ischiämie der die Cauda equina versorgenden Radikulararterien ist; ein Indiz dafür ist auch das Überwiegen sensibler gegenüber motorischen Symptomen in Analogie zu ischiämischen Nervenkompressionen. Es ist auch denkbar, daß eine generalisierte Gefäßerkrankung immer mitbeteiligt ist, wofür auch das meist fortgeschrittene Lebensalter der Patienten spricht. Ebenfalls für das höhere Lebensalter typisch ist das gleichzeitige Bestehen einer peripheren Neuropathie, was bei den differentialdiagnostischen Überlegungen berücksichtigt werden muß.

Die instrumentelle Diagnostik beginnt zunächst mit der Ermittlung röntgenologischer Kriterien. Die Weite des lumbalen Spinalkanals wird definiert durch die Breite (Abstand zwischen den Bogenwurzeln = Interpedunkulardistanz) und den Sagittaldurchmesser (zwischen Wirbelkörperhinterkante und dem inneren Rand des Wirbelbogens). Ein enger Spinalkanal liegt dann vor, wenn der Pedikelabstand unter 17 mm und der Sagittaldurchmesser unter 12 mm liegt. Verbiest differenziert noch weiter in „relative Stenose" (Sagittaldurchmesser 10–12 mm) und „absolute Stenose" (Sagittaldurchmesser unter 10 mm).

Auf Nativ-Röntgenaufnahmen der Lendenwirbelsäule im a.-p.- und seitlichen Strahlengang lassen sich die wichtigsten Kriterien des engen Spinalkanals bereits erkennen: Verkürzung und Verdickung der Pedikel, enger Pedikelabstand, enger Abstand der kaudalen Gelenkfortsatzspitzen, sagittale Einstellung der Gelenkflächen, verkleinerte interlaminäre Fenster und Verdickung der Wirbelgelenke. Oft sieht man im Stenosebereich auch eine auffällige Auskehlung (scalloping) der Wirbelkörperhinterflächen. Die Foramina intervertebralia erscheinen verlängert und dorsoventral eingeengt. Besonders wichtig ist der Verlauf der Interpedunkularabstände von kranial nach kaudal: Wenn die Distanz von L 3–S 1 nicht zunimmt

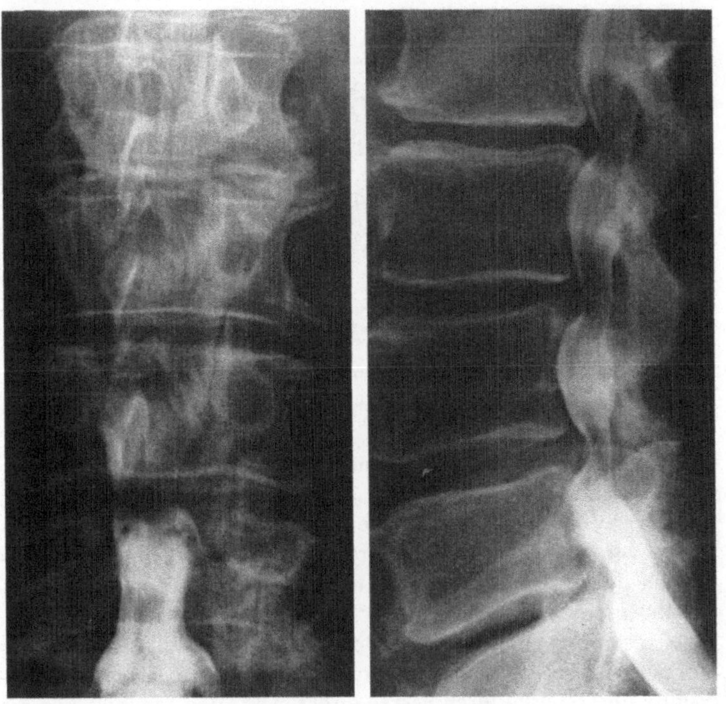

Abb. 34a, b. Lumbale Wirbelkanalstenose mit multiplen Bandscheibenprotrusionen im Myelogramm

oder sogar abnimmt, so besteht eine frontale Einengung des Wirbelkanallumens. Der Einfluß zusätzlich komprimierender Faktoren (Facettenhypertrophie, spondylotische Randzacken usw.) hängt wesentlich von der statischen Belastung ab, weshalb ergänzende Funktionsaufnahmen am stehenden oder sitzenden Patienten in Beugung und Überstreckung angefertigt werden müssen.

Auf die lumbale Myelographie wird man in der Regel nicht verzichten, um die Ausdehnung der Stenose sicher beurteilen zu können (Abb. 34). Dabei erkennt man die unregelmäßige Kontrastmittelausbreitung im Durasack, die „Pfützenbildung" in den konkaven Wirbelkörperhinterflächen und häufig multiple Protrusionen, die

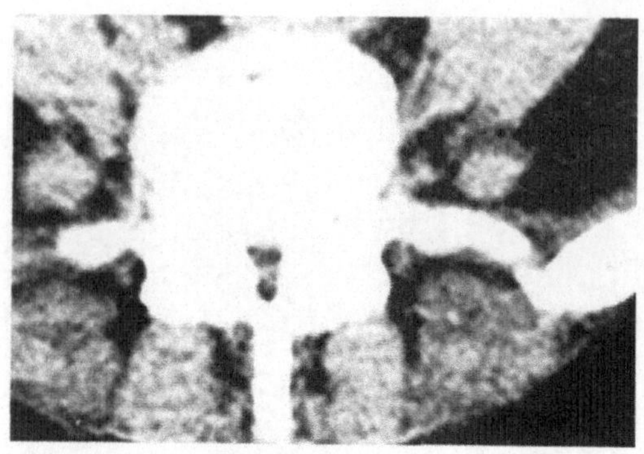

Abb. 35. Lumbale Wirbelkanalstenose im Computertomogramm

die Kontrastmittelsäule kaskadenförmig bis zum Totalstopp einengen. Manchmal kann man auch eine Bündelung der überdeutlich sichtbaren, eng gepackten Nervenwurzeln nachweisen. Myelographisch wird die Enge ventral durch Protrusionen und/oder Osteophyten, dorsal durch die verdickten Facetten begrenzt; hinzu können unterschiedliche Grade einer Spondylolisthesis kommen.
Eine wesentliche diagnostische Bereicherung stellt die Computertomographie dar (Abb. 35). Mit ihrer Hilfe werden Interpedunkulardistanz und Sagittaldurchmesser direkt sicht- und meßbar. Für die Diagnose „enger Spinalkanal" wird die engste Stelle zugrunde gelegt, wobei aber die Flächenbestimmung wichtiger ist als die Messung der beiden Durchmesser. Der normalerweise dreieckige lumbale Spinalkanal zeigt in typischen Fällen eine spitze Kleeblattform. Weiter lassen sich die abnorm kurzen Bogenwurzeln, die verdickten Gelenkfortsätze und die aufgetriebenen Ligamenta flava erkennen. Das Computertomogramm gibt auch Auskunft darüber, ob es sich um eine symmetrische oder asymmetrische Stenose handelt. Schließlich sind auch Bandscheibenprotrusionen im Computertomogramm gut nachweisbar. Eine weitere Sicherung der Diagnose ist durch die Kernspintomographie möglich.
Die übrigen instrumentellen Untersuchungen sind wenig ergiebig. Der EMG-Befund ist meist normal, die SEP zeigen manchmal eine eindeutige Latenzverlängerung, im Liquor ist das Gesamteiweiß oft leicht erhöht.

150

Die Behandlung wird von den klinischen Symptomen und den instrumentellen Befunden abhängig gemacht. Klinisch nicht relevante myelographische Befunde bedürfen keiner Operation. Eine relative Stenose wird meist anläßlich einer Bandscheibenoperation festgestellt oder bestätigt. In solchen Fällen wird der Bandscheibenvorfall in typischer Weise entfernt und zusätzlich eine knöcherne Dekompression (Gelenkresektion oder Hemilaminektomie) ausgeführt. Der Wert einer zusätzlichen Foraminotomie ist dagegen umstritten, da dadurch die statische Belastbarkeit der Lendenwirbelsäule erheblich beeinträchtigt werden kann. Bei der absoluten Stenose ist, sofern sie deutliche klinische Symptome verursacht, eine großzügige Laminektomie erforderlich. Die Dekompression darf sich nicht auf den dorsoventralen Durchmesser beschränken, sondern muß auch die Recessus und die Foramina einbeziehen (Entdachung der Foramina). Erhalten werden müssen aber die Pars interarticularis und die das Gewicht tragenden Facettenoberflächen. Die Bandscheibe sollte, sofern sie nicht deutlich vorgewölbt ist, nicht angetastet werden. Wenn aber die Gelenkfacetten entfernt und zusätzlich die Bandscheiben ausgeräumt werden oder ohnehin schon eine Pseudospondylolisthesis bestand, kann leicht eine Segmentinstabilität entstehen, die eine zusätzliche Spondylodese erforderlich macht.

Postoperativ kann man vorübergehend ein Stützmieder verordnen, vor allem bei stärkeren Rückenschmerzen oder erheblicher degenerativer Spondylolisthesis. Die Ergebnisse der operativen Behandlung sind in der Regel günstig: Intermittierendes Hinken und Ischialgie verschwinden fast immer, Wurzelausfälle meist, so daß in über 80% der Fälle eine weitgehende Beschwerdefreiheit erzielt wird. Die Lumbalgien lassen sich am schlechtesten beeinflussen und bleiben bei etwa einem Drittel der Operierten bestehen. Auch bei den relativen Stenosen sind die Resultate weniger günstig, da die zusätzlichen pathologischen Kompressionsfaktoren kaum zu beeinflussen sind.

4.6.4 Der enge Recessus lateralis

Im weitesten Sinne zum Syndrom des engen lumbalen Spinalkanals gehören auch jene Fälle mit zu engem Recessus lateralis, hier allerdings streng lokalisiert an einer für die Nervenwurzel kritischen

Region. Auch bei normaler Weite des übrigen Spinalkanals kann infolge degenerativer Veränderungen an den hinteren Abschnitten des Bewegungssegmentes und an den Wirbelgelenken der Recessus eingeengt sein.

Der Recessus lateralis stellt den lateralen Teil des Spinalkanals dar. Sein Dach (dorsale Wand) wird gebildet vom kranialen Wirbelgelenk, vom lateralen Teil des Bogens und vom Zwischenwirbelgelenkstück. Die laterale Wand besteht aus dem konkaven Teil der Bogenwurzel, die ventrale Wand ist die Hinterfläche des Wirbelkörpers. Die Weite des Recessus wird somit definiert als a.-p.-Distanz zwischen Wirbelkörperhinterkante und Vorderkante des oberen Gelenkfortsatzes. Der Inhalt des Recessus lateralis besteht aus der Nervenwurzel mit der Nervenwurzeltasche, dem Plexus venosus um die Wurzeltasche und den extraduralen Blutgefäßen; bei abnorm kurzer Nervenwurzel kann auch das Ganglion noch innerhalb des Recessus liegen.

Ein Recessuslumen von unter 3 mm kann schon als relativ eng bezeichnet werden, unter 2 mm liegt eine absolute Stenose vor. Hauptursache für die Enge ist eine Hypertrophie des Facettengelenks.

Ein enger Recessus lateralis in einer oder mehreren Höhen kann im Rahmen eines engen Spinalkanals (etwa ⅓ der Fälle) oder isoliert vorkommen, oft nur einseitig.

In solchen Fällen können dann schon vergleichsweise minimale Bandscheibenprotrusionen, kleine spondylotische Randzacken an der dorsalen Wirbelkörperfläche oder eine leichtere Spondylolisthesis zu Nervenwurzelkompressionen mit entsprechender Symptomatik führen. Bei Verschmälerung des Bandscheibenraumes kann der kraniale Gelenkfortsatz im Sinne einer Subluxation verrutschen und die benachbarte Nervenwurzel unter Druck setzen. Engste Stelle ist in der Regel die obere Einmündung in den Recessus, wo die Wurzeltasche durch die Gelenkspitze von dorsal nach ventral tief eingedrückt werden kann.

Die klinische Symptomatologie ähnelt der des engen Spinalkanals. Meist bestehen mäßige Kreuzschmerzen und radikuläre Symptome unterschiedlichen Schweregrades (von leichten Parästhesien bis zu

schweren Schmerzzuständen). Die radikulären Symptome treten,
wie bei der Claudicatio spinalis, beim Stehen und Gehen auf. Ihr
genauer Auslösemechanismus ist noch unklar; am wahrscheinlich-
sten ist es aber, daß bei aufrechter Körperhaltung mit Hyperlordosierung durch den hypertrophischen Rand der oberen Gelenk-
facette eine Kompression auf die Nervenwurzel an der Stelle
ausgeübt wird, wo sie hinter dem Unterrand der Bogenwurzel auf
ihrem Weg in das Foramen intervertebrale in den Recessus lateralis
eintritt. Die objektivierbaren neurologischen Befunde sind meist
nur geringfügig, nur selten liegt ein neurologisches Defizit vor. Das
Lasègue-Phänomen ist meist negativ.

Die klinische Verdachtsdiagnose wird gestützt durch Röntgenaufnahmen, die die Facettenhypertrophie zeigen. Auf seitlichen Tomo-
grammen läßt sich die Einengung des Recessus an der rostralen
Begrenzung der Bogenwurzel erkennen. Sehr aufschlußreich ist
auch das Computertomogramm, mit dem die Weite des Recessus
direkt gemessen werden kann. Bei Weiten zwischen 2 und 5 mm ist
eine Wurzelkompression möglich, unter 2 mm sicher. Wenn eine
operative Behandlung erwogen wird, kann auf die lumbale Myelographie kaum verzichtet werden, die die Abplattung der Nervenwurzel an der hypertrophischen Facette zeigt.

Eine operative Behandlung ist bei stärkeren subjektiven Beschwerden und neurologischen Ausfällen erforderlich. Das Vorgehen
unterscheidet sich jedoch von der klassischen Bandscheibenoperation: Nach interlaminärer Fensterung muß weit nach lateral vorge-
gangen werden, damit die Wurzeltasche bis zur Umbiegungsstelle
ins Foramen intervertebrale dargestellt und sicher entdacht wird.
Eine Ausräumung des Bandscheibenfachs ist im typischen Falle
nicht erforderlich. Die Operationsergebnisse sind gut. In über 80%
der Fälle verschwindet die radikuläre Symptomatik.

4.6.5 Das Facetten-Syndrom

Bei einem nicht geringen Anteil von Patienten mit chronischen
Lumboischialgien sind faßbare neurologische Ausfälle nicht zu
erheben, weshalb sie unter dem Sammelbegriff „pseudoradikuläre
Schmerzen" zusammengefaßt werden. Derartige Beschwerden
haben nicht selten ihre Ursache in den Wirbelgelenken (Facetten).
Wenn mit zunehmendem Alter im Rahmen des endogenen Ver-

schleißes Bandapparat und Bandscheiben an Elastizität verlieren und der Bandscheibenraum an Höhe abnimmt, sind die Facetten einer unphysiologischen statischen Belastung ausgesetzt. Dieser chronische Reizzustand, häufig verbunden mit chronischer Synovitis, Kapselreizung, Gelenkarthrose und Spondylarthrose, kann uncharakteristische pseudoradikuläre Beschwerden auslösen. Es ist allerdings auch möglich, daß andere Anteile des Bandapparates (Lig. interspinosum, Lig. flavum) an der Schmerzauslösung mitbeteiligt sind.

Die klinische Symptomatik ist vielgestaltig. Häufig bestehen stechende, brennende oder bohrende Schmerzen in beiden Oberschenkeln. Sie können ausgelöst oder verstärkt werden durch Überstreckung mit Rotation, nehmen im Laufe des Tages zu und lassen im Liegen wieder nach. Oft ist das Lasègue-Phänomen endgradig positiv. Meist besteht auch eine Druckschmerzhaftigkeit der paravertebralen und ischiokruralen Muskulatur. Lendenwirbelsäule und Hüftgelenke sind in ihrer Beweglichkeit eingeschränkt.

Konstant reproduzierbare Sensibilitätsstörungen, Reflexdifferenzen, Paresen oder ein früh positives Lasègue-Phänomen schließen ein Facetten-Syndrom aus und sprechen für eine diskogene Ursache.

Die Leitsymptome des Facetten-Syndroms sind

- typische Schmerzausstrahlung bis zum Knie beim Fehlen echter radikulärer Symptome,
- Schmerzzunahme bei Belastung, Linderung bei Bettruhe,
- röntgenologisch und computertomographisch Facettenasymmetrie oder Arthrose.

Neuroradiologisch wird die klinische Verdachtsdiagnose durch Nachweis der Facettenarthrose in den Nativ-Röntgenaufnahmen und dem Computertomogramm gestützt.

Bei gesicherter Diagnose und Ausschluß einer diskogenen Ursache kann zunächst unter Bildwandlerkontrolle eine Infiltration des Gelenks erfolgen. Ist damit eine Schmerzlinderung zu erzielen, wird meist eine Koagulation des medialen Astes des Ramus dorsalis am lateralen Rand des Gelenkes angeschlossen. Die Ansichten über die Therapieerfolge gehen weit auseinander, immerhin soll bei 50–80% der Behandelten eine Besserung erreicht werden.

4.6.6 Die Spondylolisthesis

Unter einer Spondylolisthesis wird die Ventralverschiebung eines Wirbels zusammen mit seinen oberen Gelenkfortsätzen und den Querfortsätzen verstanden. Nach Entstehungsmechanismus und klinischem Erscheinungsbild ist folgende Klassifizierung möglich:

– *Dysplastischer Typ* (echte Spondylolisthesis): Dabei handelt es sich um die Spondylolisthesis im eigentlichen Sinne. Sie ist Folge einer angeborenen Fehlbildung und kommt bei etwa 5% der Bevölkerung vor. Es besteht ein angeborener Defekt der oberen Facetten des Sakrums und der unteren Facetten des 5. Lendenwirbels, wodurch dieser beim aufrechten Stand nach ventral abrutscht und, wenn die Verschiebung mehr als 25% der Wirbelkörperbreite beträgt, die Cauda equina komprimieren kann. Oft liegt gleichzeitig eine Spina bifida occulta vor. Der Gleitvorgang kann bis zum Ende des Wachstumsalters fortschreiten, kommt dann aber meist spontan zum Stillstand. In den meisten Fällen bleibt dieser Zustand symptomlos, lediglich bei stärkeren Belastungen können Rückenschmerzen auftreten. Die Hälfte der Patienten bleibt auf Dauer symptomlos, bei den anderen können krankheitsspezifische, aber uncharakteristische Zeichen (radikuläre Symptome, Wirbelsäulenlokalsyndrom) auftreten.

– *Degenerativer Typ* (sogenannte Spondylolyse): Die degenerative Spondylolisthesis oder Spondylolyse ohne Bogendefekt ist grundsätzlich von der echten Spondylolisthesis zu trennen. Sie tritt nicht selten bei älteren Menschen auf dem Boden einer degenerativen Bandscheibenerkrankung auf, oft zusammen mit einer lumbalen Wirbelkanalstenose (vergl. S. 144). Diese Form ist bei Frauen wesentlich häufiger als bei Männern (10:1) und betrifft meist das Segment LWK 4, 5. Das Ausmaß der Verschiebung liegt um 1 cm, da durch die Verhakung der hinteren Facetten ein weiteres Abgleiten nicht möglich ist. Die Hyperlordosierung, die meist damit verbunden ist, wirkt ebenfalls dem weiteren Abgleiten entgegen. Die dabei zu beobachtende schwere Hypertrophie der hinteren Gelenkfacetten scheint eine sekundäre Folge der primär eintretenden Bandscheibendegeneration zu sein und ist oft mit einer Hüftarthrose kombiniert.

Seltenere Formen der Spondylolisthesis, die aber im Rahmen bandscheibenbedingter Erkrankungen ohnehin keine nennenswerte Rolle spielen, sind Traumafolgen (durch traumatische Schäden an Wirbelbögen und -gelenken), metabolische Knochenerkrankungen (M. Paget, Osteomalazie bei M. Albers-Schönberg) oder Knochentumoren. Schließlich ist auch eine iatrogene Spondylolisthesis möglich, wenn durch operative Eingriffe der dorsale Halteapparat destabilisiert wird.

Wenn eine Spondylolisthesis klinisch relevante Symptome verursacht, so äußern sich diese im späten Jugend- oder frühen Erwachsenenalter in Schmerzen im Rücken und Oberschenkeln, Gang- und Haltungsstörungen. Die Symptome treten nach wiederholter Beugung und Streckung der Wirbelsäule auf, um im Ruhezustand rasch wieder zu verschwinden. Wenn es im Erwachsenenalter zu einer Verkalkung des hypertrophischen Bandapparates in der Umgebung der Wirbelgelenke kommt, kann eine Kompression der Nervenwurzeln (meist L 5) mit entsprechenden radikulären Ausfällen eintreten. Auf die Möglichkeit einer Kompression der Cauda equina wurde schon hingewiesen.

Die Diagnostik ist eine Domäne der konventionellen Radiologie, die die Verschiebung eindrucksvoll zeigt. Zusätzliche Informationen liefert die Computertomographie, insbesondere hinsichtlich der Anomalien im Bereich der Facetten und des hinteren Bandapparates. In Zweifelsfällen, vor allem im Hinblick auf eine Kompression der Nervenwurzeln, und vor einer geplanten Operation, wird man auch auf die Myelographie nicht verzichten.

Bei der echten Spondylolisthesis tritt am Ende der Wachstumsphase Stabilität ein. Wenn radikuläre Symptome durch relative Ventralverschiebung des Bogens über dem betroffenen Segment auftreten, ist eine operative Behandlung erforderlich (Laminektomie des kranialen Wirbelbogens, Entdachung der Wurzelkanäle, Stufenabtragung). Bei Instabilität ist zusätzlich eine Spondylodese erforderlich. Die degenerative Spondylolisthesis (Spondylolyse) ist fast immer instabil. Bei relevanten Beschwerden wird daher neben der Resektion der arthrotisch verdickten Wirbelgelenke eine Spondylodese vorgenommen.

4.6.7 Differentialdiagnose des lumbalen Bandscheibenvorfalls

Neben den bereits aufgeführten Differentialdiagnosen zum echten lumbalen Bandscheibenvorfall (Wirbelkanalstenose, enger Recessus lateralis, Facetten-Syndrom und Spondylolisthesis) muß noch eine Gruppe weiterer neurologisch-neurochirurgischer Erkrankungen in die Überlegungen einbezogen werden. Wegen der engen anatomischen Beziehungen zwischen Wirbelsäule, Rückenmark und Nervenwurzeln können neurologische Symptome bei einer Vielzahl von Erkrankungen im Bereich der Lendenwirbelsäule auftreten.

> Der Kreuzschmerz ist Leitsymptom vieler Krankheitsbilder.

In manchen Fällen werden anhaltende Kreuzschmerzen durch eine *Ligamentopathie* ausgelöst; diese sollen auf einer Dysfunktion des Bandapparates der Wirbelsäule (vorderes und hinteres Längsband, Lig. flavum, Ligg. supra- und infraspinale) und des Beckens (Lig. iliolumbale, Ligg. sacrotuberale und sacrospinale, Iliosakralbänder) beruhen. Die daraus resultierende statische Instabilität kann zu dumpfen, chronischen Kreuzschmerzen führen, besonders bei anhaltender gebückter Haltung und nach schwerem Heben (sogenanntes „Syndrom des Ligamentum iliolumbale"). Bei Überlastung der Iliosakralbänder nach langem Stehen kann ein „lahmer Kreuzschmerz" auftreten (sogenanntes „Cocktail-Party-Syndrom"), Bewegungen schaffen Linderung. Die Kreuzschmerzen bei Ligamentopathien sind dadurch gekennzeichnet, daß sie ausgesprochen chronisch verlaufen, als dumpf angegeben werden, äußerst therapieresistent sind und vorzugsweise bei jüngeren asthenischen Frauen auftreten. Sie strahlen meist vom Beckenkamm in die Leistengegend oder nach dorsal in die Oberschenkelstreckseite aus. Die symptomatische Behandlung erfolgt durch Infiltration mit Lokalanästhetika, darüber hinaus kann eine gezielte Krankengymnastik zur Muskelkräftigung gute Dienste leisten. Der Wert der Sklerosierungsbehandlung ist umstritten.

Auch die große Gruppe der *Spinaltumoren* im weitesten Sinne ist differentialdiagnostisch zu berücksichtigen. Dazu zählen zunächst die eher seltenen *Wirbelgeschwülste* (Hämangiom, aneurysmatische Knochenzyste, Osteoklastom oder sogenannter brauner Tumor, Chondrom, Osteidosteom, Chordom, Plasmozytom, die verschiedenen Speicherkrankheiten wie die Cholesteringranulomatose und das eosinophile Granulom, Knochenlymphosarkom und Retikulosarkom, Leukämie, Ewing-Sarkom und die Knochenlymphogranulomatose). Von den *intramedullären Tumoren* ist das Ependymom am häufigsten; es bevorzugt das mittlere Lebensalter, verläuft langsam progredient und liegt meist im Kaudabereich. Seltener sind Astrozytome, Glioblastome und Oligodendrogliome, noch seltener intramedulläre Angioblastome und Karzinommetastasen. Unter den *extramedullären Tumoren* führt das Neurinom (meist im mittleren Lebensalter) vor dem Meningeom (meist im höheren Lebensalter). *Primäre extradurale Tumoren* (Neurinom, Sympathikoblastom, Lipom, Chondrom, Hämangiom) sind äußerst selten. Häufiger sind dagegen *sekundäre metastatische extradurale Tumoren* (Karzinome, Sarkome, Plasmozytome usw.), die allerdings in der Mehrzahl im Bereich der Brustwirbelsäule liegen. Ausgangsorgane sind am häufigsten Bronchus, Prostata und Mamma. Häufig – in etwa der Hälfte der Fälle – tritt die Metastase klinisch vor dem Primärtumor in Erscheinung. Falls sich aus dem klinischen Bild Hinweise für einen malignen Spinaltumor ergeben (beschleunigte Blutkörperchensenkungsgeschwindigkeit, erhöhtes Liquoreiweiß und Phosphatasen, auffällige Röntgen-Nativaufnahmen mit Destruktionen), sollte auf die instrumentelle Höhendiagnostik größter Wert gelegt werden, z. B. die Myelographie über den lumbalen Bereich hinaus ausgedehnt werden.

Entzündliche Wirbelsäulenerkrankungen (Morbus Bechterew, Spondylitis infectiosa, Spondylitis tuberculosa, Zystizerkose und Echinokokkose, Aktinomykose und gummöse Wirbellues) dürften differentialdiagnostisch nur selten in Frage kommen, da sie als eigenständige Krankheitsbilder diagnostisch weniger Schwierigkeiten bereiten. Der *epidurale Abszeß* (metastatisch oder fortgeleitet) imponiert dagegen eher als Spinaltumor, aber die entzündlichen Allgemeinerscheinungen (Fieber, Leukozytose) und die lokale Klopf- und Druckempfindlichkeit sollten zur Verdachtsdiagnose führen.
Auf arterielle *Durchblutungsstörungen* als Ursache von Kreuz- und

Ischiasschmerzen wurde schon hingewiesen (s. S. 148). Aber auch eine akute Thrombophlebitis kann einmal das Bild eines pseudoradikulären Schmerzsyndroms imitieren.

Wahrscheinlich sehr selten, aber durchaus in differentialdiagnostische Überlegungen einzubeziehen, sind *generalisierte metabolische Knochenumbauprozesse*. Hierzu zählen die verschiedenen Typen der Osteoporose, Osteomalazie, renale und intestinale Osteopathie sowie der Hyperparathyreoidismus, die mit dem Leitsymptom Kreuzschmerz in Erscheinung treten können. Auch die Osteodystrophia deformans (Morbus Paget), die polyostotische fibröse Dysplasie (Jaffé-Lichtenstein) und die erbliche Osteopetrosis (Marmorknochenkrankheit Albers-Schönberg) können Lendenwirbelsäule und Becken umfassen und zu pseudoradikulären Symptomen führen.

Etwas ferner liegende Differentialdiagnosen sind die Kokzygodynie (manchmal nach isolierter Schädigung der Nervenwurzeln S 4 und S 5, mit oder ohne Steißbeinfrakturen), die *Pudendusneuralgie* (quälende Schmerzen im Genitalbereich, verstärkt beim Gehen und im Sitzen, wahrscheinlich ausgelöst durch lokale Prozesse im Kauda-Konusbereich), die *Spermatikusneuralgie* und die *Ilioinguinalisneuralgie* sowie die *Meralgia paraesthetica* (Druckschädigung des N. cutaneus femoris lateralis mit schmerzhaften Mißempfindungen an der Oberschenkelaußenseite); bei letzterer Erkrankung muß ein L 3–4-Syndrom ausgeschlossen werden. Auch eine durch Tumorkompression im kleinen Becken ausgelöste Läsion des *Plexus lumbosacralis* kann Ausgangspunkt anhaltender Lumbalgien und Ischialgien sein.

Nicht selten sind dagegen *Polyneuropathien,* vor allem bei Diabetikern und bei chronischem übermäßigen Alkoholgenuß. Meist sind alle Körperabschnitte gleichermaßen betroffen, gelegentlich ist aber auch nur eine Extremität erkrankt.

> Bei einem mehrere Segmente überschreitenden Prozeß sollte immer zuerst an eine Polyneuropathie gedacht werden.

Klinisch spricht für eine Polyneuropathie vor allem die positive Pallhypästhesie, bei den elektrophysiologischen Untersuchungen ist die Verminderung der motorischen und sensiblen Nervenleitgeschwindigkeit der auffälligste Befund. Letztlich wird man aber durch eine sorgfältige neurologische Untersuchung die Differentialdiagnose meist klären können.

Es sollte auch nicht unerwähnt bleiben, daß auch bei der *Encephalomyelitis disseminata* manchmal schwere radikuläre Schmerzzustände auftreten können; hier helfen dann klinische Untersuchung, Liquordiagnostik und Computertomographie/Myelographie diagnostisch weiter.

4.6.8 Nachbehandlung des operierten lumbalen Bandscheibenleidens

Für die Nachbehandlung operierter Bandscheibenpatienten gibt es keine feststehenden Normen; sie wird sehr unterschiedlich gehandhabt. Wir lassen die Patienten am 2. Tage nach der Operation aufstehen und umhergehen, das dann langsam gesteigert wird. Nach Entfernung des Nahtmaterials beginnen wir mit Fangopackungen und leichter Krankengymnastik (vorsichtige Bewegungsübungen, isometrisches Muskeltraining). Falls bei der Krankengymnastik wieder Schmerzen auftreten, wird sie zunächst ausgesetzt.

> Zu intensive oder zu früh eingesetzte Krankengymnastik stiftet mehr Schaden als Nutzen.

Kurzes Sitzen erlauben wir ab dem 10. Tag, längeres Sitzen und längeres Stehen erst ab der 3. Woche. Die krankengymnastischen Muskelkräftigungs- und Bewegungsübungen sollten auch nach Entlassung aus stationärer Behandlung noch fortgesetzt werden. Die weitere Nachbehandlung entspricht den Prinzipien der konservativen Therapie (s. S. 114 ff.).

Auch bezüglich der Anschlußheilverfahren sind die Erfahrungen und Meinungen geteilt. Wir lassen sie nicht generell durchführen, sondern treffen eine gezielte Auswahl geeignet erscheinender Patienten mit den Hauptkriterien des postoperativen Zustandes und der späteren beruflichen Belastung. Nach unseren Erfahrungen wird in den Anschlußheilverfahren nicht selten das krankengymnastische Übungsprogramm zu stark forciert.

160

Für die spätere Alltagsbelastung Bandscheibenoperierter sind bestimmte Einschränkungen und Empfehlungen sinnvoll. *Ungünstig* sind

- zu langes Stehen und Sitzen (Autofahren!),
- Sportarten mit starker Wirbelsäulenbelastung (Brustschwimmen, Ski alpin, Tennis, Kegeln, Reiten, Squash),
- Heben und Tragen schwerer Gegenstände,
- extreme Drehbewegungen der Wirbelsäule.

Zu empfehlen sind

- wechselnde Körperhaltungen (Gehen, Stehen, Sitzen, Liegen),
- isometrische Kräftigungsübungen für die Rückenmuskulatur,
- Sportarten wie Radfahren, Wandern, Skilanglauf, Rückenschwimmen.

4.6.9 Soziale, berufliche und gutachterliche Aspekte der lumbalen Bandscheibenerkrankung

Auf die sozialmedizinische Bedeutung des lumbalen Bandscheibenleidens wurde schon verschiedentlich hingewiesen. Hier zur Illustration noch einige Zahlen: Über 20% der Arbeitsunfähigkeitstage aller Pflichtversicherten der Ortskrankenkassen entfallen auf Erkrankungen des Stütz- und Bewegungsapparates, und der Trend ist zunehmend. In den Behindertenstatistiken der Landesversorgungsämter sind Wirbelsäulenleiden als Haupt- oder Mitursache der Minderung der Erwerbsfähigkeit zwischen 30 und 100% mit jeweils etwa 10% beteiligt. Nach der Statistik des Verbandes der Deutschen Rentenversicherungen scheiden etwa 20% der Frührentner wegen Erkrankungen des Bewegungsapparates vorzeitig aus dem Erwerbsleben aus, bei der Hälfte davon bestehen degenerative Wirbelsäulenerkrankungen. Noch eindrucksvoller ist der Anteil degenerativer Wirbelsäulenleiden an den Rehabilitationsbehandlungen der gesetzlichen Rentenversicherung mit 33%!
Inwieweit bestimmte berufliche Tätigkeiten die Lendenwirbelsäule in besonderer Weise belasten und eventuell an der Ausprägung eines Bandscheibenleidens mitbeteiligt sein können, ist ungewiß. Die Druckbelastung auf die lumbalen Bandscheiben ist in starkem Maße positionsabhängig (s. S. 7). Große Druckbelastungen treten sowohl bei stehenden als auch sitzenden Beschäftigungen auf. Aus

Analysen der Rehabilitationsbehandlungen bei degenerativen Wirbelsäulenleiden ergibt sich keine eindeutige Beziehung zu schwerer körperlicher Arbeit oder bestimmten Berufsgruppen. Trotzdem werden bestimmte berufsbedingte Belastungen (schweres Heben und Tragen, Arbeiten in Zwangshaltung und unter extremen Witterungseinflüssen, Arbeiten mit Preßluftwerkzeugen) als wirbelsäulenschädigend diskutiert.

> Degenerative Wirbelsäulenerkrankungen werden nicht als Berufserkrankung anerkannt.

Gutachterliche Fragestellungen spielen beim lumbalen Bandscheibenleiden eine außergewöhnlich große Rolle. Der Arzt hat sich dabei mit den Beziehungen zwischen degenerativen Vorschädigungen und deren Beeinflussung durch Berufs-, Unfall- und Kriegsschäden auseinanderzusetzen. Da bei Erwachsenen fast immer von einer degenerativen Vorschädigung der Wirbelsäule auszugehen ist, bleibt die Bewertung eines zusätzlichen Traumas oft genug eine Ermessensfrage. Der Betroffene neigt verständlicherweise dazu, alle Beschwerden mit dem angeschuldigten Schädigungsereignis in Zusammenhang zu bringen.

Häufig muß die *körperliche Leistungsfähigkeit* bei bandscheibenbedingten Erkrankungen beurteilt werden. Es wurde schon darauf hingewiesen, daß bestimmte Körperhaltungen dabei von besonderer Bedeutung sind; diese sind deshalb im besonderen Maße zu berücksichtigen, unabhängig von der körperlichen Beanspruchung (leichte, mittelschwere oder schwere körperliche Beanspruchung). Eine starke mechanische Belastung erfolgt bei Arbeiten in halbgebückter Rumpfhaltung (z. B. bei Straßenbauarbeitern, Bergleuten, Landwirten, Friseuren, Zahnärzten, Chirurgen). Weniger belastend sind Tätigkeiten in wechselnder Körperhaltung (z. B. Büroberufe, Lehrer usw.).

Arbeitsunfähigkeit liegt vor, wenn die Berufstätigkeit aus Krankheitsgründen nicht ausgeübt werden kann. Beim lumbalen Bandscheibenleiden gilt dies für die Akutphase mit Schmerzen und Bewegungseinschränkungen für durchschnittlich 1–2 Wochen; geringfügige Rückenschmerzen sind kein Grund für eine längere Krankschreibung. Radikuläre Beschwerden bewirken dagegen meist einen längeren Krankenstand. Die Gesamtdauer richtet sich weitgehend nach der Schwere der Berufstätigkeit, insbesondere der haltungsbedingten Belastung. Bei in kurzen Abständen rezidivierenden Beschwerden stellt sich in Berufen mit Schwerstarbeit nicht selten die Frage nach einer Umschulung oder Berufsunfähigkeit.

Berufsunfähigkeit liegt vor, wenn eine Erwerbsfähigkeit krankheitsbedingt im Vergleich zu einem Gesunden auf weniger als die Hälfte reduziert ist. Dabei wird berücksichtigt, welche Arbeiten (nach Kräften und Fähigkeiten) einem Versicherten im Hinblick auf Dauer und Umfang seiner Ausbildung und seine bisherige Berufstätigkeit zugemutet werden können. Zum Teil können durch körpergerechte Anpassungen am Arbeitsplatz akzeptable Verhältnisse geschaffen werden, bei jüngeren Patienten ist oft eine Umschulung notwendig. Bei älteren, nicht umschulungsfähigen Berufstätigen, läßt sich häufig die vorzeitige Berentung wegen Berufsunfähigkeit nicht vermeiden.

Erwerbsunfähigkeit liegt vor, wenn ein Versicherter infolge Krankheit oder Schwäche seiner körperlichen und geistigen Kräfte auf unabsehbare Zeit eine Erwerbstätigkeit in gewisser Regelmäßigkeit nicht mehr ausüben kann; dies gilt auch für Tätigkeiten leichtester Art. Beim lumbalen Bandscheibenleiden kommt dies vor allem bei zwei Zuständen in Frage:

- *schwerwiegende Lähmungserscheinungen:* Nervenwurzelschädigungen und mehr oder weniger ausgeprägte Querschnitt-Syndrome, die operativ nicht zu beseitigen waren, können eine Erwerbsunfähigkeit bedingen;
- *Postdiskotomie-Syndrom:* Unbeeinflußbare Schmerzzustände, vor allem nach mehrfachen Bandscheibenoperationen, können den Betroffenen an einer regelmäßigen Berufsausübung hindern. Hier verlangt die Begutachtung ein besonders hohes Maß an Sachkenntnis und Einfühlungsvermögen, da solche Beschwerden nicht selten übertrieben dargestellt werden. Wegen der spontanen Besserungstendenz solcher Schmerzzustände bietet sich hier häufig die Berentung auf Zeit (für 1–2 Jahre) an.

Für private und gesetzliche Unfallversicherungen muß häufig die *Minderung der Erwerbsfähigkeit* (MdE) beurteilt werden, im Falle einer Bandscheibenschädigung der Prozentsatz des Verlustes an beruflicher Leistungsfähigkeit. Derartige Beurteilungen sind äußerst schwierig, da bandscheibenbedingte Beschwerden meist einen phasenhaften Verlauf aufweisen. Grob geschätzt ist beim chronisch-rezidivierenden Lumbalsyndrom eine MdE von 20–30%, bei radikulären Beschwerden mit objektivierbaren neurologischen Ausfallerscheinungen zwischen 30 und 50% anzunehmen.

Die meisten Bandscheibenpatienten machen äußere Umstände (Unfälle, Überanstrengung usw.) für die Entstehung ihrer Beschwerden verantwortlich. Alle Untersuchungen sprechen jedoch dafür, daß der Degenerationsprozeß an den Bandscheiben schicksalhaft abläuft und vorwiegend durch konstitutionelle Faktoren geprägt wird, äußere Einwirkungen aber nur eine geringe Rolle spielen. In der gutachterlichen Praxis hat man sich deshalb zunächst mit der Vorschädigung an der Wirbelsäule auseinanderzusetzen; diese kann den Heilverlauf der Unfallschäden hinauszögern, durch einen Unfall aber auch vorübergehend oder auf Dauer verschlimmert werden. Wenn man davon ausgeht, daß jeder Erwachsene über einem Alter von 30 Jahren keine vollkommen gesunde Wirbelsäule mehr hat, ist quasi bei jedem eine Wirbelsäulenvorschädigung anzunehmen, allerdings mit erheblichen individuellen Unterschieden. Der Gutachter muß in jedem konkreten Fall versuchen, das Ausmaß der unfallunabhängigen Vorschädigung zu ermitteln und festzustellen, ob diese über das „normale Ausmaß" hinausgeht. Zu dieser Feststellung sind z.B. Röntgenbilder kaum geeignet, da die röntgenologischen Zeichen keineswegs das klinische Erscheinungsbild widerspiegeln. So bleiben letztlich nur die anamnestischen Angaben des zu Begutachtenden, die in der Regel spärlich sind.

> Als Faustregel kann gelten: Wenn nach einem leichten Trauma eine auffällig lange Rekonvaleszenz besteht oder Dauerbeschwerden zurückbleiben, muß eine stärkere unfallunabhängige Vorschädigung der Wirbelsäule angenommen werden.

Äußere Einwirkungen führen nur selten zur Verschlimmerung eines Bandscheibenschadens; allenfalls ist eine solche Verschlimmerung vorübergehend, nicht aber richtunggebend. Eine richtunggebende Verschlimmerung ist nur bei starken Traumen (z.B. Frakturen) gegeben, die zu einer Fehlstellung der Wirbelsäule mit Bandscheibenschädigung führen.

Häufig muß in Gutachten zum Zusammenhang zwischen einem Trauma und einem Bandscheibenvorfall Stellung genommen werden. Hierzu müssen zunächst die Definitionen des Traumas beachtet werden. Bei den RVO-Kassen gilt als Unfall nur ein „plötzliches, von außen einwirkendes Ereignis, das den Versicherten körperlich schädigt und mit einer Versichertentätigkeit in ursächlichem Zusammenhang steht". Mit dieser Definition ist das häufig angeschuldigte „Verhebetrauma" aus dem Versicherungsschutz herausgenommen. Die privaten Unfallversicherungen schließen in ihren allgemeinen Versicherungsbedingungen Verrenkungen, Zerrungen und Zerreißungen infolge plötzlicher Kraftanstrengung ein – die Trauma-Definition ist also wesentlich weiter gefaßt.

In der Fachliteratur wird die Rolle traumatischer Schädigungen bei der Entstehung von Bandscheibenleiden nicht einheitlich bewertet. Exakte Richtlinien fehlen, so daß die Gutachter einen weiten Ermessensspielraum haben. Übereinstimmung besteht jedoch in folgenden Punkten:

- eine völlig gesunde Bandscheibe kann durch einen Unfall nicht prolabieren, es sei denn, daß schwerste Gewalteinwirkungen zu erheblichen Wirbelsäulendeformierungen führen;
- bei jedem Erwachsenen besteht ein gewisses Maß an degenerativer Vorschädigung, ohne daß eine besondere Disposition zur Bandscheibendegeneration bestehen muß.

Für die Anerkennung eines Traumas als Schädigungsursache ist der Unfallhergang wichtig. Nicht als Arbeitsunfälle anerkannt werden Anheben und Tragen einer schweren Last, Rumpfdrehen, Bücken und das sogenannte „Verhebetrauma". Diese Tätigkeiten stellen betriebsübliche Verrichtungen dar, die vom Körper gesteuert werden und auf die er sich einstellen kann. Ein im Rahmen solcher Tätigkeiten auftretender Bandscheibenvorfall wäre ohnehin im gleichen Zeitraum bei anderen körperlichen Tätigkeiten des täglichen Lebens entstanden.

Als Arbeitsunfälle zu werten sind jedoch „unerwartete Kraftanstrengungen", die nicht zum üblichen Arbeitsablauf gehören (z. B. beim Reißen eines Tragriemens oder dem Abkippen einer schweren Last). Unzweifelhafte Traumen sind selbstverständlich schwere

Gewalteinwirkungen wie Sturz aus der Höhe oder Verkehrsunfälle.

Eine weitere Bedingung zur Anerkennung als Unfallfolge ist ferner der zeitliche Zusammenhang zwischen Trauma und Einsetzen der Symptomatik; Intervalle von mehreren Stunden oder gar Tagen müssen kritisch bewertet werden.

Für die Anerkennung eines Traumas als Ursache eines Bandscheibenvorfalls sind somit zu fordern:

- adäquates Trauma (von außen kommende Gewalteinwirkung oder unerwartete Kraftanstrengung),
- Beschwerdefreiheit vor dem Trauma,
- sofortiges Einsetzen der Beschwerden nach dem Trauma.

Wenn diese Bedingungen erfüllt sind, kann das angeschuldigte Ereignis als Teilursache des Bandscheibenleidens aufgefaßt und als vorübergehende, nicht richtungweisende Verschlimmerung eines in der Anlage vorhandenen Leidens anerkannt werden. Die Kostenerstattungspflicht durch den Versicherungsträger endet mit dem Abklingen der Beschwerden, die durch das Unfallereignis ausgelöst wurden. Schwierig ist die Bewertung eventuell verbleibender Dauerschäden. Wenn solche Beschwerden (persistierende neurologische Ausfallerscheinungen, Postdiskotomie-Syndrom) sich nahtlos an das Trauma und das resultierende Bandscheibenleiden anschließen, ist die Anerkennung als unfallbedingter Dauerschaden möglich. Falls jedoch die Akutsymptomatik vollständig beseitigt war und erst nach einem beschwerdefreien Intervall erneut Beschwerden auftraten, wird man diese eher dem anlagebedingten Verschleiß zuordnen.

Weiterführende Literatur

 1. Bauer R (1975) Erkrankungen der Wirbelsäule. Thieme, Stuttgart
 2. Benini A (1976) Ischias ohne Bandscheibenvorfall – die Stenose des lumbalen Wirbelkanals und ihre klinisch-chirurgische Bedeutung. Huber, Bern
 3. Bradford FK, Spurling RG (1950) Die Bandscheibe. Enke, Stuttgart
 4. Cauthen J (1983) Lumbar spine surgery – indications, techniques, failures and alternatives. Williams & Wilkins, Baltimore London
 5. DePalma AF, Rothman RH (1970) The intervertebral disc. Saunders, Philadelphia
 6. Donovan-Post J (1983) Computed tomography of the spine. Williams & Wilkins, Baltimore London
 7. Epstein BS (1976) The spine – a radiological text and atlas. Lea & Febiger, Philadelphia
 8. Hardy RW (1982) Lumbar disc disease. Raven Press, New York
 9. Hohmann D, Kügelgen B, Liebig K, Schirmer M (Hrsg) (1983) Neuroorthopädie 1 – Halswirbelsäulenerkrankungen mit Beteiligung des Nervensystems. Springer, Berlin Heidelberg New York Tokyo
10. Hohmann D, Kügelgen B, Liebig K, Schirmer M (Hrsg) (1984) Neuroorthopädie 2 – Lendenwirbelsäulenerkrankungen mit Beteiligung des Nervensystems. Springer, Berlin Heidelberg New York Tokyo
11. Hohmann D, Kügelgen B, Liebig K (Hrsg) (1985) Neuroorthopädie 3 – Brustwirbelsäulenerkrankungen, Engpaßsyndrome, Chemonukleolyse, evozierte Potentiale. Springer, Berlin Heidelberg New York Tokyo
12. Hughes JT (1966) Pathology of the spinal cord. Lloyd-Luke Medical Books, London
13. Jochheim KA, Loew F, Rütt A (1961) Lumbaler Bandscheibenvorfall – konservative und operative Behandlung. Springer, Berlin Göttingen Heidelberg
14. Jung A, Kehr P, Magerl F, Weber BG (1974) The cervical spine. Huber, Bern
15. Junghanns H (1980) Wirbelsäule und Beruf. Hippokrates, Stuttgart
16. Kirkaldy-Willis WH (1983) Managing low back pain. Churchill Livingstone, New York
17. Krämer J (1978) Bandscheibenbedingte Erkrankungen. Thieme, Stuttgart
18. Kunert W (1975) Wirbelsäule und Innere Medizin. 2. Aufl. Enke, Stuttgart
19. Lob A (1954) Die Wirbelsäulenverletzungen und ihre Ausheilung. 2. Aufl. Thieme, Stuttgart

20. MacNab I (1977) Backache. Williams & Wilkins, Baltimore London
21. McCulloch JA, MacNab I (1983) Sciatica and chymopapain. Williams & Wilkins, Baltimore London
22. Nachemson A, Elfström G (1970) Intravital dynamic pressure measurements in lumbar discs – a study of common movements, maneuvers and exercises. Almquist and Wiksell, Stockholm
23. Oldenkott P (1983) Ärztlicher Rat für Patienten mit Bandscheibenschäden. 3. Aufl. Thieme, Stuttgart
24. Post JD (1980) Radiographic evaluation of the spine. Masson Publishing, New York
25. Rothman RH, Simeone FA (1982) The spine. Saunders, Philadelphia
26. Schmorl G, Junghanns H (1968) Die gesunde und kranke Wirbelsäule in Röntgenbild und Klinik. Thieme, Stuttgart
27. Verbiest H (1976) Neurogenic intermittent claudication, with special reference to stenosis of the lumbal vertebral canal. American Elsevier, New York
28. Wackenheim A, Babin E (1980) The narrow lumbar canal. Springer, Berlin Heidelberg New York Tokyo
29. Wilkinson M (1971) Cervical spondylosis – its early diagnosis and treatment. Saunders, Philadelphia
30. Wörz R, Gross D (Hrsg) (1978) Kreuzschmerz. Fischer, Stuttgart New York

Sachverzeichnis

170

H. Kretschmer

Akutbehandlung des Schädel-Hirn-Traumas

1985. 26 Abbildungen. IX, 141 Seiten.
Broschiert DM 32,-. (Kliniktaschenbücher)
ISBN 3-540-15005-6

Das Taschenbuch beschreibt die Erstversorgung
am Unfallort, die Akutbehandlung, Differentialdiagnose und Indikationsstellung zu weiterführenden Maßnahmen im erstbehandelnden
Krankenhaus. Neben den Unfallursachen und
der Pathophysiologie werden spezielle neurologische Untersuchungsmethoden sowie typische
neurochirurgische Operationsverfahren und die
Intensivtherapie abgehandelt. Praxisgerechte
Darstellung, schematische Zeichnungen, typische neuroradiologische Befunde und eine
Auswahl weiterführender Literatur machen
dieses Taschenbuch zu einem unverzichtbaren
Ratgeber für jeden mit Schädelverletzungen
konfrontierten Arzt.

Aus den Besprechungen:
„... Das Buch gehört in die Tasche eines jeden
an der Notfalltherapie Beteiligten und stellt eine
wertvolle Hilfe im Kolleg der Ersten Hilfe und
der Notfallmedizin dar."　　*Aktuelle Chirurgie*

„Das vorliegende Taschenbuch gibt über das
gewählte Thema einen guten Überblick, der
dem Außenstehenden die neuro-chirurgische
Problematik nahe bringt."
　　　　　　　　　　　　Der Unfallchirurg

Springer-Verlag Berlin
Heidelberg New York London
Paris Tokyo Hong Kong

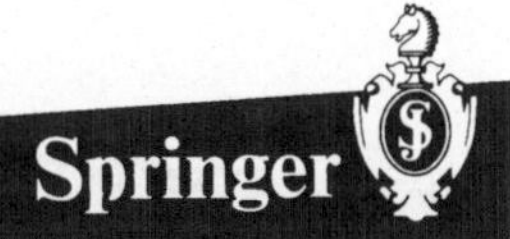